KB089255

운동하는 물리치료사와 함께하는
30일 체형 교정

Copyright ⓒ 2020, 남궁형, 유성현
이 책은 한국경제신문*i*가 발행한 것으로
본사의 허락 없이 이 책의 일부 또는 전체를 복사하거나 무단 전재하는 행위를 금합니다.

움직임을 알면
체형이 바뀐다

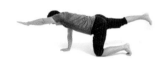

운동하는
물리치료사와
함께하는

30일
체형 교정

남궁형, 유성현 지음

한국경제신문 *i*

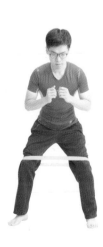

학교를 갓 졸업하고 부푼 기대감을 안고서 병원에 처음 취직했을 때가 생각납니다. 내 손에 닿는 환자는 무조건 낫게 하겠다는 열정이 넘치던 시기였습니다. 열정만큼이나 환자분들을 치료하기 위해 열심이었습니다. 제가 봤던 환자분들의 상태를 일지로 기록하고, 잘 해결이 되지 않는 부분은 책도 찾아보고 열심히 학회도 쫓아다니며 환자분에게 더 좋은 치료를 해드리기 위해서 노력했습니다. 하지만 등잔 밑이 어둡다고 하던가요? 환자분 질환에 집중하긴 했지만, 제 몸 관리에는 신경 쓰지 못했고 저에게 허리디스크가 찾아왔습니다.

처음에는 하늘이 무너지는 느낌이 들었습니다. 나이 27살에 디스크라니? 그것도 허리디스크를 치료하는 사람이 허리디스크 진단을 받은 것이 창피하기도 하고, 스스로에게 화가 나기도 했습니다.

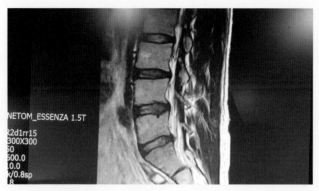

5년 전에 찍은 필자의 MRI 사진

치료사로서 자존심은 둘째치고, 아파보면 간절해지더군요. 어떻게든 이 통증에서 벗어나고 싶었습니다. 새벽마다 통증으로 잠도 제대로 못 자는 것은 기본이고, 일을 할 땐 환자분들에게는 아픈 내색은 못 하고 치료하다가 일이 끝나면 허리가 아파 절절매는 상황이 반복됐습니다.

그렇게 아플 때마다 치료할 방법을 강구해야 했었는데, 이것이 바로 제가 운동치료에 관심을 갖게 된 이유입니다. 치료 전후마다 틈틈이 시간이 비면 제게 필요하다고 생각한 운동을 실천했고, 진짜 저에게 필요한 것이 운동이라는 것을 체감하게 됐습니다. 통증은 점점 적어졌고, 움직이기가 훨씬 수월해졌습니다. 그리고 환자분들에게 자연스럽게 제가 했던 운동들을 더 힘있게 알려드리기 시작했습니다.

그 전에 저는 운동에 대해서 큰 관심을 기울이지 않았습니다. 운동이 중요하다는 것은 머리로 알고 있고, 운동하라고 환자분들에게 제 입으로는 떠들고 있었지만, 실제로는 운동치료에 대해 환자분들을 관리하는 차원의 도구 정도로밖에 생각하지 않았던 것이죠. 허리 아픈 대부분의 환자분들도 운동을 해야 한다고는 다 알고 있습니다. 하지만 머리로 아는 것과 실제 몸으로 느끼는 것은 엄청난 차이가 있습니다. 제가 느끼고 환자분들에게 적용해보니 운동이야말로 근원적인 치료라는 것을 점점 더 확신하게 되었습니다. 그래서 운동에 대해 좀 더 깊이 공부하기로 결심하고 생활체육 지도자 자격증을 수료하고 본격적으로 체형 교정운동을 배우기 시작했습니다. 놀랍게도 지속적인 운동 덕분인지 저의 허리디스크 증상은 씻은 듯이 사라졌고, 지금은 제가 예전에 디스크가 있었는지 모를 정도로 편하게 생활합니다.

아직도 많은 분이 제게 이러한 질문을 해옵니다. "도수치료를 받았는데 다음 날 다시 아파요", "견인치료와 물리치료는 그때뿐인 것 같아요", "의사 선생님께 주사를 맞았는데 다시 아파요" 등 각종 질병의 재발에 대해서 상담을 해오시고 저는 그때마다 항상 비슷한 말로 대답해드립니다.

"의존적 치료에는 한계가 있습니다. 결국 스스로 운동을 하고 체형 교정을 해야 됩니다."

저는 물리치료사로서 전기치료, 초음파, 견인치료 등을 비방하려는 게 아닙니다. 병원에서 일하는 사람으로서 의사 선생님의 권위에 도전하는 것도 아닙니다. 물론 전기치료, 견인치료, 주사 등등은 효과가 있습니다. 이미 효과는 여러 연구를 통해 밝혀졌고, 그러니 환자분들이 찾아오는 것이겠죠. 문제는 그 후입니다.

'잡초를 깎아봤자 뿌리를 뽑지 않으면
다시 잡초는 자라게 된다.'

여기 허리 아픈 환자의 흔한 병력이 있습니다. 환자분은 어느 날부터 허리가 점점 더 아프기 시작하고 다리가 저려서 병원에 가서 확인해보니 허리에 디스크가 튀어나와 신경을 압박하는 것이 원인이라는 것을 듣게 됐습니다. 증상이 심각해 수술을 권유받았고, 바로 수술을 받았습니다. 통증은 사라졌습니다. 환자분은 다 나았다고 생각했습니다. 튀어나온 디스크는 잘 제거되었고 통증의 원인이 해결된 거라 생각했지만, 몇 개월 뒤 다시 허리에 통증이 나타났습니다.

저는 병원에서 일하는 내내 비슷한 경우를 봐왔습니다. 무엇이 잘못된 것일까요? 저는 증상에만 집중한 치료 방법이 문제라고 생각합니다. 다리 저림의 원인은 디스크가 튀어나와서지만, 디스크가 튀어나온 이유는 자세와 움직임 때문입니다. 디스크는 통증의 원인이라기보다는 잘못된 움직임의 결과입니다. 목 디스크, 허리디스크, 척추분리증 같은 근골격 질환의 원인은 대체로 특정 자세의 반복적인 동작으로 인해 발생합니다. 수술로 통증의 원인을 제거하는 것이 아니라 바른 자세로 적절한 운동을 하는 것이 허리 통증의 뿌리를 뽑는 것입니다. 진짜 원인은 움직임이고, 잘못된 움직임을 알 수 있게 해주는 대표적인 사인(sign)이 바로, 자세입니다.

그렇다면 우리는 여기서 생각을 해봐야 합니다. 자신의 허리와 목, 어깨 통증의 진짜 원인인 잘못된 움직임을 어떻게 알아낼지, 그리고 그것을 어떻게 해결할지를요.

우선 저의 견해를 말씀드리자면, 일반 환자들이 스스로 자신의 문제를 해결하기엔 어려움이 많습니다. 나쁜 움직임이라고 규정할 수 있다는 것은 움직임의 기준이 있어야 하는 법인데, 인체의 기준이라 할 해부학을 환자분들이 공부하고 일일이 체크한다는 것은 거의 불가능합니다.

하지만 움직임의 흔적은 일반인의 눈으로 쉽게 발견할 수 있습니다. 그것이 바로 체형입니다. 한 번쯤 부모님이나 친구들에게 "등 좀 펴고 다녀라", "어깨 높이가 차이가 나네", "오다리네", "목이 짧네"와 같은 지적을 해봤거나 혹은 지적당해봤을 것이라 생각합니다. 움직임과 체형은 동전의 앞뒷면과 같습니다. 체형은 우리의 근육, 신경과 연관 지을 수 있습니다. 즉, 질병을 치료 또는 예방할 수 있다는 것입니다. 체형은 우리 몸이 받아들이는 중력을 견뎌내며 활동(움직임)으로 인해 축적되어진 흔적입니다. 다시 말하자면, 좋은 체형은 좋은 움직임으로부터 만들어지며 정상 체형(neutral posture)을 유지하는 사람은 좋은 움직임을 갖습니다.

'건강은 건강할 때 지키는 것이고,
최고의 치료는 예방입니다.'

"어렸을 때부터 자세가 좋지 않았어요", "구부정하다는 이야기를 많이 들었어요" 환자분들 중에 목이나 허리가 아프셨던 분들이 흔히 하는 이야기입니다. 그리고 나서는 꼭 한마디 덧붙이곤 합니다. "어릴 때부터 관리했어야 했는데…."

스마트폰 시대의 도래와 우리나라의 과도한 학구열로 최근 10대들에게도 거북목이나 일자목이 많이 발견됩니다. 옛말에 '호미로 막을 것을 가래로 막지 말라'는 말이 있습니다. 어릴 때 체형을 교정하는 것은 단순히 자세를 좋게 하는 것을 넘어 미래의 질병을 예방하는 것입니다. 체형은 움직임의 흔적이라고 했습니다. 체형을 교정하는 것은 결국 운동(움직임)인데 이것은 질병이 발생하기 전, 움직임을 개선함으로써 근골격 질환을 애초에 예방하는 것입니다.

국민건강보험공단 빅데이터 자료에 따르면 2011년 240만 명이었던 일자목 증후군 환자가 2016년 270만 명으로, 5년간 약 30만 명이 증가했다고 합니다. 경추질환 진료비는 2013년 기준으로 약 3,000억 원이 들어갔다고 합니다. 2008년에 비해서 약 1.7배 증가한 수치인데, 아마 추측건대 지금은 더 금액이 늘어났을 거라 생각합니다. 의학은 매년 발전하는데 이러한 환자들은 왜 점점 더 증가할까요?

학생들이 스마트폰 보지 않거나 공부량을 좀 줄이고 열심히 뛰어놀면 향후 몇 년 뒤 목질환의 비율은 줄어들겠죠. 혹은 또 다른 대안으로 "스마트폰을 바른 자세로 보세요", "바른 자세로 공부하세요"라고 이야기할 수 있을 것입니다. 저는 누구나 할 법한 충고는 하고 싶지 않습니다. 다만 물리치료사로서 현실적인 대안을 제시하고 싶습니다. 예방할 수 있는 운동을 하십시오. 많은 시간을 투자하라는 것이 아닙니다. 매일 하루 30분 정도만 투자하더라도 유지하거나 혹은 체형을 개선할 수 있습니다.

시기가 빠르면 빠를수록 좋습니다. 10대 아이들은 관절이 유연한 건 당연하고 아프더라도 회복 속도도 빠릅니다. 실제로 제가 체형 교정을 해보면 30대보다 20대 이하 분들이 교정하는 것이 훨씬 예후가 좋습니다. 아프지 않은 것과 건강한 것은 다릅니다. 건강할 때 관리하는 것은 몸을 더 효율적으로 아름답게 유지할 수 있는 비결입니다. 그리고 아프기 전에 관리하십시오. 최고의 치료는 예방입니다.

남궁형, 유성현

차 례

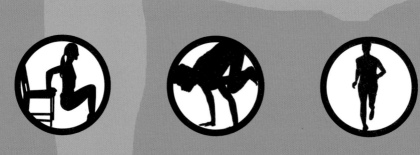

Part 1

30일 체형 교정의 시작,
틀어진 골반, 허리,
목을 한 번에 관리하는 방법

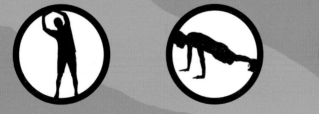

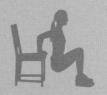

체형 교정과 통증 예방의 오해와 진실

오늘도 지친 몸을 일으켜 회사로 향하는 한 직장인이 있습니다. 그의 어깨와 목은 항상 불편했지만 이는 직업병이기 때문에 어쩔 수 없다고 생각하며 핸드폰을 통해 여러 가지 스트레칭 방법과 그날의 뉴스를 보며 출근합니다. 그리고 의자에 앉아 일을 시작하면서 어깨가 아플 때마다 전날 유튜브로 봤던 거북목에 좋은 스트레칭 방법과 턱 당기는 운동을 합니다. 그러나 그의 증상은 나아지지 않았습니다. 그는 자신이 감당해야 하는 삶의 무게라고 생각하며 아픈 어깨와 목을 주무르며 퇴근 준비를 합니다. '한의원에 가서 침좀 맞아봐야지…' 생각하며 통증을 꾹 눌러 담습니다.

이 일화를 보고 혹시 자신의 이야기가 아닌가 생각하지는 않

있습니까? 아마 많은 사람들이 이러한 과정을 겪고 있을 거라 생각합니다. 저는 환자들에게 이러한 이야기를 들을 때마다 생각을 합니다.

수많은 책이 혹은 미디어가 사람마다 다 체형이 다르고 증상이 다를 텐데, 왜 획일화된 운동방법을 가르쳐줄까? 그러면서 왜 이것만 하면 된다는 식으로 이야기할까? 과연 이게 맞는 걸까?

물론 개개인에 따라 하나하나 알려주는 것은 거의 불가능하지만, 어느 정도는 구분할 수 있습니다. 요추 후만으로 인한 일자허리와 요추 전만으로 인한 앞으로 치우친 허리는 다르게 접근해야 합니다.

체형 교정은 원래 어렵다

체형 교정은 원래 어렵습니다. '이것만 하면 된다'라는 식의 접근은 옳지 않습니다. 그렇다고 여러분들이 전문가들이 배웠던 시간만큼 공부하라는 것이 아닙니다. 다만 최소한 이 책을 꼼꼼히 보고 여기서 제시하는 사례에 따른 운동을 스스로 적용해 내 체형을 바르게 할 수 있을 정도가 되기를 권장합니다.

수술만 하면 될 줄 알았는데…

수술이나 시술 후, 모든 것이 괜찮아질 것이라고 생각했다는 사람들이 많습니다. 그러다 다시 통증이 발생하고 불편함이 생기는 것을 겪은 사람들은 절망하게 됩니다. "수술은 분명 잘됐다고 하는데 왜 아직도 나는 불편하지?" 제가 병원에서 일하면서 가장 많이 들은 질문 중 하나이기도 합니다.

수술은 필요합니다. 그러나 우리는 그 수술을 하기 전에, 그 문제를 일으키는 원인에 집중해야 합니다.

잘못된 자세, 운동, 그리고 잘못된 일상생활 습관으로 인해서 발생한 문제가 커지고 그 커진 문제가 결국 수술 혹은 시술이라는 비극적인 결과를 가져온 것입니다.

물론 어쩔 수 없이 수술해야 하는 경우도 있습니다. 선천적인 이유로 혹은 외상과 같은 각종 여러 가지 이유로 수술이 꼭 필요한 경우도 많습니다. 그러나 수술 후 체형 교정운동, 재활운동이 뒤따르지 않으면 수술을 하신 분은 수술 전에 겪었던, 혹은 더 심한 문제에 직면하게 될 것입니다.

이 책을 통해서 제시하는 운동들은 여러분이 앞으로 겪을 수 있는 질병으로부터 여러분들을 보호하는 '예방' 차원에서 훌륭한 운동방법들이 될 것입니다. 더 나아가 여러분의 삶의 질이 향상되고 몸매 또한 좋아 보이게 변할 것입니다.

의학적 영상자료만 보고
수술을 권하는 사람은 피해라

이 제목을 보고 이게 무슨 소리인가 의아하실 분들이 있을 것입니다. 그러나 이건 제 생각이 아니라 스튜어트 맥길(stuart mcgill) 교수가 쓴 《Low back disorder》에서 나온 내용입니다. 실제로 대부분의 MRI와 같은 영상의학적 장비에서 허리디스크가 나오더라도 통증 없이 살아가는 사람들이 매우 많기 때문에 이런 이야기를 하는 것입니다. 가장 대표적인 예로 이 글을 쓰고 있는 저조차도 예전에 허리디스크가 발견되었지만, 지금은 아무런 불편함을 느끼지 않고 살고 있습니다. 실제로 아무런 증상이 없는 사람들에게 MRI 촬영 시 28~50% 정도 허리디스크가 발견되었다는 논문도 존재합니다. 영상의학적 장비가 전부는 아닙니다. 만약 그게 전부였다면 저는 진작에 허리디스크 수술을 받았어야 합니다.

아프면 하지 마라

이 책은 여러분들이 통증을 예방하고 좋은 체형을 갖게 하고 자 만들게 됐습니다. 자신의 체형을 스스로 검사해보고 그 상태 에 알맞은 운동을 해서 교정하도록 말이죠. 여기에 나오는 운동 법들 저희가 실제로 환자와 회원들에게 적용해왔던 것이며, 이 것을 통해 개선된 경우가 많이 있었습니다. 그래서 좋은 내용을 함께 공유하고자 일반인들도 쉽게 체형 교정을 할 수 있는 책을 쓰게 되었습니다.

하지만 책을 쓰기 전 가장 우려되는 것은 바로 통증이었습니 다. 통증이 생기면 "내 몸이 안 좋아지는 것 아닌가?"라고 생각 할 수 있기 때문입니다. 그러나 여기서 확실히 해둬야 하는 것 은 통증이 무조건 안 좋은 것은 아닙니다. 꼭 필요한 것이죠. 우 리 움직임의 경보장치로서요.

예를 들어, 건물에는 불이 나면 불이 났다고 큰 소리로 울리는 화재경보기가 있습니다. 그래야 초기에 발견하고 건물이 다 타 버리기 전에 빠르게 화재를 진압할 수 있기 때문입니다. 통증은 우리 몸에 문제가 생겼다고 알려주는 화재경보기(감각기관)입니 다. 통증이 없다면 실수로 가스 불에 손이 닿아 불이 붙어 다 타 버려도 모를 수도 있을 겁니다. 이처럼 우리 몸에 손상을 최소 한으로 줄이는 역할을 하는 것이 통증입니다. 그래서 저는 환자들의 통증 감각을 이용해 저의 치료가 환자분들에게 적절히 적용되는지 체크 도구로 사용했습니다.

병원에서 환자들을 치료하다 보면 필요하다고 생각되는 운동들이 있습니다. 그래서 환자분에게 운동을 시키다 보면 오히려 더 아픈 경우도 가끔은 발생합니다. 아니면 운동할 때는 괜찮다가 다음 날 아픈 경우도 있습니다. 이런 양상이라면 주저하지 않고 자세를 조정하거나 운동을 멈추고 다른 방식의 운동을 선택합니다. 저는 이 운동이 환자분에게 필요하지만, 아직은 이 단계를 하기 어렵다고 판단하거나 자세가 잘못됐다고 생각합니다.

통증은 '당신의 몸에 무리가 가고 있어!'라고 보내는 신호입니다. 이 책을 보고 운동하면서 자신의 움직임이 어떤지 느껴보세요. 그리고 운동 중 자신의 상태가 어떤지 수시로 체크해보시기 바랍니다. 따라 하는데 통증이 있다면 '아! 내가 뭔가 잘못하고 있다'고 생각해보십시오. 그리고 올바른 자세를 몇 번 시도해보세요. 그래도 아프다면 내가 할 단계가 아니라고 판단하고, 이 책의 자가 근막 이완법 혹은 호흡운동을 실시해주시기 바랍니다.

쉽게 얻으면 쉽게 잃는다

'회복하는 데 얼마나 걸릴까요?' 제가 듣는 이야기 중 가장 많은 부분을 차지하는 것 중 하나가 바로 이것입니다. 저는 이 질문을 받으면 제가 확신이 생기지 않는 이상, 확답을 드릴 수 없습니다. 굉장히 비전문적이라고 느껴질 수 있지만, 저는 이 이야기에 확답을 해주는 것 또한 비전문적이라고 생각하기 때문이죠.

우리 현대인들은 빠른 변화에 익숙해져 있고 뭐든지 빠른 효과를 보려고 합니다. 사람은 각자 살아온 환경도 다르고 유전자 또한 다릅니다. 그리고 내가 운동을 배우더라도 얼마나 자주 혹은 어떤 환경에서 하는지에 따라 습득량이 다르겠죠. 운동할 때 결과가 당장 나오지는 않겠지만, 그 시간을 다급해하지 말고 느긋하게 기다리며 하시는 것을 권합니다. 제대로만 간다면 분명 목적지에 도착할 수 있기 때문입니다.

여태까지 다른 운동을 통해 결과를 보지 못했다고 하더라도 실망하지 않길 바랍니다. 아직 빛을 못 봤을 뿐입니다. 제가 이 책을 통해서 가르쳐주는 메뉴얼을 따르면 분명 빛을 볼 수 있을 것입니다. 시간이 얼마나 걸릴지는 모릅니다. 짧게는 일주일 만에 혹은 바로 효과를 볼 수도 있고 한 달 넘게도 걸릴지 모릅니다. 그러나 운동과 함께 넣어둔 유의사항을 명심하면서 이 책에

나와 있는 대로 꾸준히 한다면 마지막에 승리하는 것은 여러분일 것입니다.

지금 시작하자!

자, 여기까지 읽었다면 이미 첫 단추를 낀 셈입니다. 이제 두 번째 단추를 끼는 것은 더욱 쉬울 것입니다. 시작이 반이니까요. 머리로만 아는 것과 실천은 다릅니다. 내가 직접 하지 못하면 그 지식은 금방 사라지고 말 것입니다.

내 몸이 움직이는 것을 느끼며 운동해보길 권합니다. 내 몸이 내는 소리에 귀를 기울이며 내 관절이 움직이는 것을 이미지화시켜서 움직임 하나 하나에 집중하며 운동해봅시다. 너무 지루하면 라디오나 음악을 듣는 것은 괜찮습니다. 그러나 집중력을 흐트러뜨리는 TV 혹은 핸드폰을 하는 것은 추천하지 않습니다.

이런 작은 성취는 여러분의 삶을 더욱 활기차게 만들어줄 것입니다. 아침에 일어나는 것이 편해지고 앉아 있어도 어떻게 자세를 잡아야 하는지, 스스로 어떻게 관리해야 하는지 알게 될 것입니다.

이러한 모든 과정을 거치고 나면 그때부터는 꼭 시간을 내지 않아도 우리 몸은 평소의 습관처럼 더욱 바르게, 체형을 유지하도록 만들 것입니다. 제대로 된 운동으로 좋은 자극을 계속 준다면 우리 몸은 나도 모르게 좋은 자세와 동작을 자연스럽게 만들어낼 것입니다.

그러니 당장 결과가 나오지 않더라도 실망하지 마시기 바랍니다. '다른 사람은 이렇게 금방 좋아지던데…'라며 남과 비교도 하지 마시기 바랍니다. 사람은 각자 자라온 환경도 다르고 유전자 또한 다릅니다. 그러니 남과 비교하느라 불필요한 에너지를 쏟지 않았으면 합니다. 꾸준히 한다면 좋은 결과를 얻게 될 것입니다.

2

체형 교정의
함정

거북목이 생기고 라운드숄더가 생기는 것은 몸에 관심이 있다면 누구나 알고 있습니다. 문제는, 이 해결법을 과하거나 혹은 잘못된 방식으로 하면 더더욱 문제가 생긴다는 것입니다.

예전에 제게 찾아온 한 아이는 언뜻 보기에는 자세가 굉장히 바른 아이였습니다. 목도 앞으로 나와 있지 않고 허리도 딱 펴고 앉아 있는, 우리가 흔하게 말하는 '바로 앉는 자세'를 취하고 있었습니다.

같이 온 어머니는 아이가 공부할 때 계속 목이 아프다 한다고 말씀하셨고, 저는 그 문제를 어렵지 않게 찾을 수 있었습니다. 그 아이는 부모님이 공부할 때마다 '똑바로 앉아라', '척추를 펴라', '턱을 당겨라'와 같은 자세교정에 필요한 말을 계속했다고

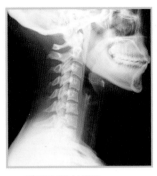
▲ 일자목 엑스레이

말했습니다. 그래서인지 아이는 의식적으로 과도하게 척추를 폈고 그로 인해 원래 척추가 가져야 하는 S자 커브가 아닌 일자 커브를 가진 체형이 되어버린 것입니다. 이러한 경우를 우리는 일자목, 혹은 군인목(military neck)이라고 부릅니다.

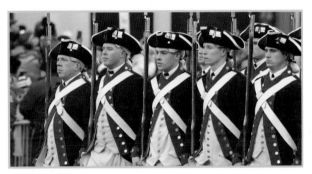
▲ 과도하게 반듯한 자세를 많이 취하는 군인들의 모습

많은 학생들 혹은 직장인들이 이처럼 등이 앞으로 굽는 것을 막기 위해 등을 의식적으로 과도하게 펴는 자세를 동반하는 경우가 있습니다. 이러면 등의 정상적인 후만(kyphosis)이 사라짐으로써 일자등을 가지게 됩니다. 이러한 일자등은 제대로 된 호흡을 불가능하게 하고 내부장기에도 영향을 주어 소화불량을 발생시키며 머리로 가는 혈류량을 감소시켜 두통 등 여러 가지 문제를 동반하게 됩니다.

이처럼, 좋아 보인다고 해서 무조건 좋은 것은 아닙니다. 나에게 맞는 것이 가장 좋은 자세입니다. 내게 맞는지 알려면 어느 정도는 몸에 대해서 알아야 하기 때문에 뒤의 챕터마다 나오는 간략한 해부학을 넘어가지 마시고 꼼꼼히 읽어, 자신과 부합하는 체험 상태에 맞춰 운동하시기 바랍니다.

3

30일 체형 교정운동을
하기 위한 운동 순서

덧셈을 배우지 않은 상태에서는 미적분을 할 수 없습니다. 세상 모든 것에 순서와 이치가 있듯, 우리가 운동을 하려면 그 순서에 맞게 해야 합니다. 내가 아무리 의지가 앞서고 빨리 결과를 보고 싶다고 하더라도 그 기본이 되어 있지 않고 그 순서를 어긴다면 제대로 된 교정이 되지 않기 때문에 미적분을 하기 전 가장 기초적인 덧셈 뺄셈을 하듯, 우리 몸도 교정운동을 하기 전에 기초를 다지는 운동을 해야 합니다.

이러한 기초운동은 각 파트별로 가장 첫 단원에 설명되어 있습니다. 1~2주 차의 운동은 우리 몸의 가동성(유연함)을 위한 운동으로 구성되어 있습니다. 가동성은 움직임의 기초입니다. 집 짓기로 친다면 바닥을 다지는 과정이라고 볼 수 있겠죠. 만약에 집을 짓는 데 바닥이 무르다면 집은 쉽게 무너지겠죠. 2주간의 기초운동은 지루할 수도 있겠지만, 꼭 필요한 과정입니다. 자신의 몸을 소중히 여긴다면 이 기초운동을 꾸준히 해주고 그 후에 교정운동으로 들어가야 제대로 된 체형 교정이 가능합니다.

3~4주 차 때는 체형별로 그에 맞는 체형 교정운동을 해주어야 합니다. 1~2주 차 때의 운동을 그대로 유지하면서 체형 교정을 위한 3~4주 차 운동을 순차적으로 적용하길 바랍니다.

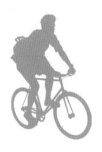

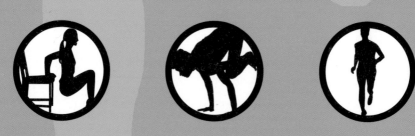

Part 2

30일 삐뚤어진 목,
어깨 교정을 위한 운동법

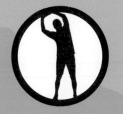 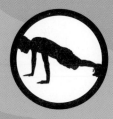 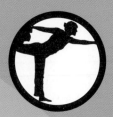

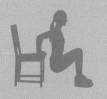

1

목, 어깨 체형 교정 기초 다지기

호흡

가장 기본적인 운동으로 'Part 2의 4. 어깨가 뭉치고 목이 답답해요 : 호흡 교정(p.67)'을 참조하시기 바랍니다.

1. 네발 기기 자세에서 목 신전, 굴곡, 회전

네발 기기 자세에서 턱을 당긴 상태로 신전(젖히기), 회전하는 것은 목의 원활한 움직임을 가능하게 해줍니다. 서서 목을 숙이거나 뒤로 젖히면 중력의 영향 때문에 제대로 된 동작이 안 나올 수 있으나, 네발 기기 자세에서 하는 목의 운동은 통증 없이 목뼈의 정상 움직임을 만들어줄 수 있습니다

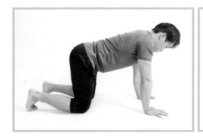 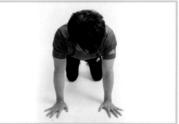

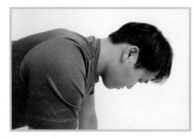 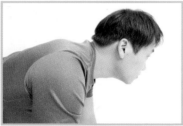

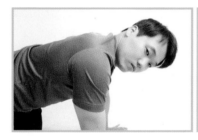 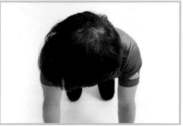

🔍 주의 네발 기기 자세에서 턱을 살짝 당기는 힘을 유지해주셔야 합니다. 네발 기기 자세에서 어깨가 아래로 처지거나 혹은 어깨가 올라가 목이 짧아지는 느낌이 들지 않도록 해줍니다.

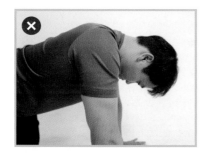

이 운동은 동작마다 20회씩 3세트 해주고 몸이 어느 정도 익숙해졌다면 30회씩 3세트를 합니다.

(❌ : 잘못된 자세)

2. 고양이 낙타운동

네발 기기 자세에서 척추를 전반적으로 굴곡시키고 신전시킴으로써 척추에 원활한 움직임을 만들어줍니다.

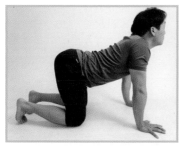 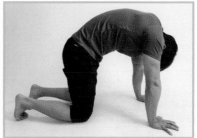

🔍 **주의** 고양이 자세를 하거나 낙타 자세를 할 때 혹시나 허리나 목에 통증이 있다면 폼롤러와 땅콩볼을 이용한 자가근막이완법을 실시해주시기 바랍니다.

20회씩 3세트를 하고 익숙해지면 30회씩 3세트를 합니다.

3. 외측근막사슬 스트레칭

절하는 자세로 양팔을 앞쪽으로 쭉 뻗은 후 몸통을 한쪽으로 기울여서 10초간 5회 늘려줍니다. 이 운동은 우리 몸의 옆을 담당하고 있는 외측근막사슬들을 풀어줌으로써 어깨와 목, 그리고 등이 원활하게 움직일 수 있도록 만들어줍니다.

> 🔍 **주의** 근육이 늘어나는 느낌이 아니라 어깨 쪽에 통증이 생긴다면 어깨 관절의 문제가 의심되니 멈추고 폼롤러와 땅콩볼을 이용한 자가근막이완법을 하시기 바랍니다.

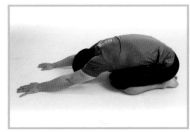 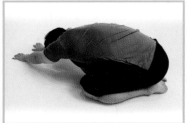

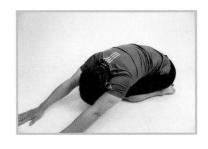

10초씩 번갈아가며 5세트 해주시고 괜찮다면 20초씩 5세트를 해주시면 됩니다.

4. 전방근막사슬 스트레칭

앉은 자세나 혹은 선 상태로 양손을 이용해 흉곽을 아래로 내린 후, 입을 다물고 목을 뒤로 젖힙니다. 이 운동은 우리 몸의 앞쪽을 담당하는 전방근막선을 풀어줌으로써 목 앞쪽의 긴장을 완화시켜 목의 움직임을 원활하게 만듭니다.

🔍 **주의** 스트레칭이 제대로 되지 않을 경우, 흉골을 손으로 내리는 힘이 약하거나 고정이 제대로 안 된 것이니 손으로 충분히 흉골을 눌러 아래로 내린 후, 해주시기 바랍니다.

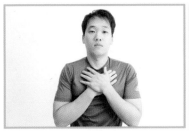 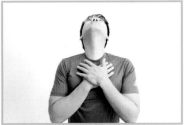

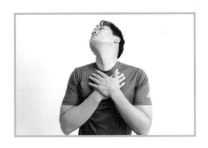

10초씩 10번을 해주시고 몸에 익숙해졌다면 10초씩 20번 해주시기 바랍니다.

Q 주의 강도는 내가 견딜 수 있을 만큼만 실시합니다. 너무 아플 경우 오히려 근육이 긴장할 수 있으니 살짝 근육이 풀릴 정도로만 해주시고 점차 강도를 늘려갑니다.

5. 후두하근 근육이완

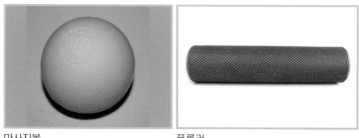

마사지볼   폼롤러

근육이완 소도구를 사용하여 풀어주는 것은 효과가 좋습니다. 약 5cm 두께의 블록 위에 땅콩볼을 놓은 후, 후두골 바로 아래를 대고 눕습니다. 자세를 취했으면 눌린 위치를 가볍게 압박하며 좌우로 고개를 돌려줍니다. 이 운동은 목의 통증을 가장 많이 호소하는 후두골 바로 아래쪽 근육인 후두하근을 풀어줌으로써 목의 원활한 움직임을 만들어주고 두통, 통증 등을 해소합니다. 눌리는 느낌이 덜하면 이마 위에 팔을 올려 더 깊게 눌러 운동하시기 바랍니다.

이렇게 30회씩 좌우로 고개를 돌려 풀어주시기 바랍니다.

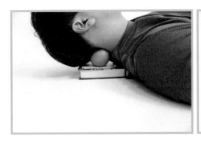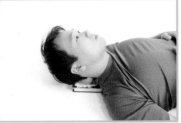

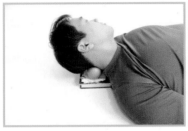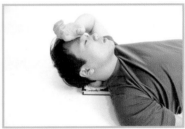

6. 광배근, 대원근

겨드랑이 옆에 폼롤러나 공을 대고 옆으로 눕습니다. 자세를 취했으면 눌린 위치를 가볍게 압박하며 좌우로 고개를 돌려줍니다. 이 운동은 라운드숄더의 원인 중 하나인 광배근과 대원근을 풀어줌으로써 어깨와 목이 제대로 움직일 수 있도록 만들어줍니다. 이렇게 20회씩 좌우로 풀어주시기 바랍니다.

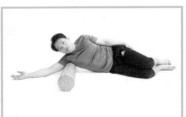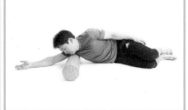

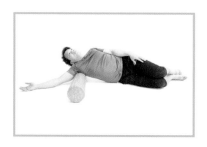

7. 소흉근

　바로 선 자세에서 어깨 끝에서 안쪽 아래 사선 방향으로 5*cm* 정도에 손으로 눌렀을 때 쑥 들어가는 곳에 공을 댑니다. 내 몸에 위치시킨 공을 벽에다 밀착시켜 몸을 좌우로 움직이며 공이 가슴 부위를 풀어지게 합니다. 이 운동은 거북목을 유발하는 근육 중 하나인 소흉근을 풀어줌으로써 목과 어깨가 원활하게 움직일 수 있도록 만들어줍니다. 이렇게 좌우로 20회씩 풀어주시기 바랍니다.

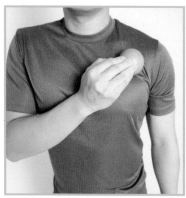
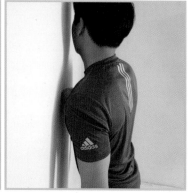

8. 대흉근

선 자세에서 흉골 바로 옆 3cm에 공을 위치시킵니다. 공을 가슴에 댔으면 명치 옆부터 쇄골 바로 아래까지 무릎을 구부리고 펴며 공을 위아래로 굴려줍니다. 이 운동은 소흉근과 마찬가지로 거북목을 유발하는 근육 중 하나인 대흉근을 풀어줌으로써 목과 어깨가 원활하게 움직일 수 있도록 만들어줍니다. 이렇게 좌우로 20회씩 풀어주시기 바랍니다.

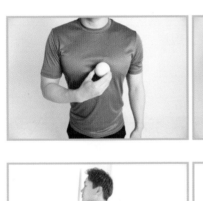
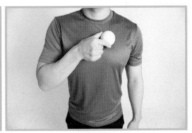
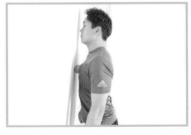
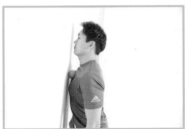

9. 견갑거근

바로 누운 자세에서 승모근 뒤쪽 3cm 아래에 공을 댑니다. 자세를 잡으면 공을 댄 쪽의 팔을 위아래로 움직여 견갑거근을 풀어줍니다. 이 운동은 거북목으로 인해 과도하게 긴장되어 있는 견갑거근을 풀어줌으로써 목과 어깨가 원활하게 움직일 수 있도록 만들어줍니다. 이렇게 좌우로 20회씩 풀어주시기 바랍니다.

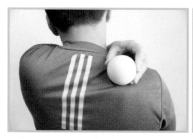
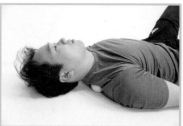

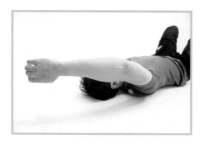

목을 자꾸 삐끗해요 : 거북목 교정

한 분이 저희 센터의 블로그에 상담을 위해 글을 남기셨습니다. 한 게임회사에 다니는 그래픽 디자이너인데, 약 2년 전부터 목 상태가 좋지 않다고 했습니다. 당시 취업준비를 해서 듀얼 모니터를 사용했고, 메인 모니터를 왼쪽에 둬서 주로 왼쪽을 보며 작업했다고 했습니다. 남는 시간에는 자전거를 타고 헬스를 하며 자기 관리를 하려고 했는데, 언제부터인가 오른쪽 목에서 삐끗하는 느낌과 격한 통증이 올 때가 잦아졌고 승모근도 같이 심하게 뭉쳤다고 했습니다. 그래서 도수치료와 마사지를 종종 받았고, 받으면 당시엔 좀 나아지긴 했지만, 완전히 해결은 안 되고 간간히 목, 어깨 근육에 통증이 오히려 심해질 때도 있었습니다. 심지어 헬스장에서 러닝머신을 탈 때도 목이 삐끗하는 증상이 있어서 달리기도 그만두었더니 전체적인 체력도 많이 떨어졌다고 하더군요. 하루빨리 목, 어깨의 상태를 정상화시켜서 일반적인 운동도 무리 없이 할 수 있는 수준으로 만들고 싶다고 했습니다.

저와 처음 만날 때만 하더라도 목의 상태가 상당히 좋지 않았습니다. 오죽하면 걷기만 해도 목이 삐끗할까요. 목이 쉽게 삐끗한다는 것은 목에 있는 근육의 불균형이 상당히 심해져 있다는 것을 의미합니다. 그리고 이분은 직업이 그래픽 디자이너인 만큼 앉아서 컴퓨터를 하는 일이 많았습니다. 때때로 집중할 때는 자기도 모르는 사이에 얼굴을 모니터 앞으로 내밀어서 보는 것이 일상이라고 했습니다. 이처럼 작업하거나 공부할 때 고개를 과도하게 앞으로 내미는 체형을 거북목이라고 합니다.

우리 머리의 이상적인 정렬은 옆에서 볼 때 어깨 옆 라인과 귓구멍이 동일한 선상에 있는 것이 가장 적절한 정렬입니다.

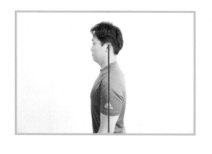

◀ 귓불이 어깨 라인에 있어야 제대로 된 목의 정렬이 완성됩니다.

머리를 내밀어 컴퓨터 모니터를 보게 되면 머리는 몸으로부터 멀어지게 되고 거북목 자세를 취하게 되며 머리를 지탱하는 목과 어깨의 근육들이 더 많은 일을 하게 됩니다. 이상적인 정렬에서부터 머리를 앞으로 1인치(1inch: 2.54cm)씩 내밀 때마다 약 4.5kg의 무게가 어깨와 목에 지어지게 됩니다. 예를 들어, 귓구멍이 어깨 라인에서 3인치(약 7.6cm) 앞으로 나가면 이상적인 정렬보다 약 13.5kg의 부하가 목과 어깨에 실리는 것입니다. 13.5kg은 10파운드 볼링공 3개의 무게입니다. 묵직한 볼링공 3개의 무게를 더 얹은 목과 어깨는 그 부하를 견디기 위해 주변 근육을 더 강하게 수축시켜 머리의 무게를 지탱합니다.

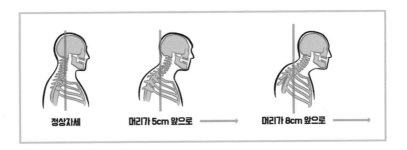

정상자세　　머리가 5cm 앞으로　　　머리가 8cm 앞으로

▲ 목이 앞으로 나갈수록 더욱 많은 스트레스가 가해집니다.

이때 머리 무게를 버티는 주요한 대표적인 근육이 바로 승모근입니다. 승모근과 함께 견갑거근은 견갑골에서 시작해 목으로 연결되어 무거운 머리를 지탱합니다.

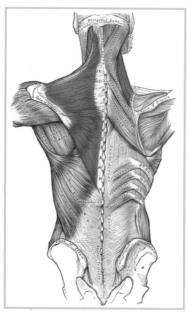

◀ 승모근, 견갑거근은 목의 문제를 해결하는 데 꼭 고려해야 하는 근육입니다.

출처 : https://commons.wikimedia.org/
wiki/File:Levator_scapulae.png

이분의 뒷목과 승모근이 자주 뭉치고 힘들다고 하는 원인이 여기에 있습니다. 거북목 자세로 오랜 습관으로 지낸 사람들은 사실 승모근과 견갑거근의 수축이 강하고 우세져 주변에 있는 목의 안정성을 유지하는 근육이 제대로 활동할 수 없도록 합니다. 결국 승모근과 견갑거근의 지속적인 수축이 경추의 관절을 압박하며 디스크와 목 통증의 원인이 될 수 있습니다.

이분의 경우도 라운드숄더가 심한 거북목의 체형을 가지고 있었습니다. 마사지와 도수치료를 받으면 뭉쳐진 승모근이 잠시 풀릴지 모르지만, 다시 본래 앞으로 내민 머리를 지탱하는 뒷목의 후두하근과 견갑거근, 그리고 승모근은 다시 뭉칠 수밖에 없는 것이죠. 마사지와 도수치료는 증상 개선에 지나지 않습니다.

근본적인 원인을 해결하는 것은 평상시 자세와 자세 교정운동을 하는 것입니다.

목이 아프니까 목 스트레칭을 해야 하나?

자신이 거북목이라고 인지하는 분들은 많이 있을지 모릅니다. 일하다가 뒷목과 어깨가 뻣뻣하고 아파서 목을 앞으로 숙이고 옆으로 당기면서 스트레칭을 하는 경우가 종종 있습니다. 일반적인 경우라면 괜찮겠지만, 거북목으로 장기간 있는 사람이라면 이러한 스트레칭 자체가 목에 무리가 갈 수 있습니다.

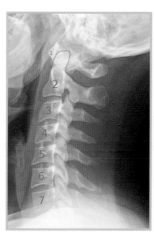

▲ 경추5, 6번의 관절은 가장 움직임이 많아 손상이 쉽습니다.

그 이유는 장기간 과도하게 수축되어 있는 근육들로 인해 7개의 목뼈 관절 중 마찬가지로 과도하게 사용되는 목관절에만 무리가 가서 상부에 있는 경추는 뻣뻣하고 하부에 있는 몇 개의 관절만 유연하게 되는 현상이 나타납니다. 목 디스크와 퇴행성질환이 있는 환자분은 대부분 경추 5번, 6번에만 집중된 경우가 이러한 이유입니다. 가장 가동성이 좋은 5번, 6번만 과도한 움직임으로 인해 디스크가 약해져 터져버리거나 뼈가 손상되는 것이죠.

만약 이런 상태에서 스트레칭을 한다면 저항이 가장 약한 관절만 스트레칭이 되고 유연한 관절만 더 유연하게 되어 목은 더 불안한 상태가 됩니다.

그러니 스트레칭보다는 마사지볼이나 가벼운 체조 정도로 목을 풀어주는 것이 좋은 방법일 수 있습니다. 그렇게 해서 좀 더 목의 관절들이 골고루 움직일 수 있도록 유도하는 것이 바람직합니다. 목은 우리 몸의 모든 신경이 지나가고 뇌로 혈액을 공급하는 통로인 만큼 조심히 다뤄야 합니다. 목의 통증이 있다면

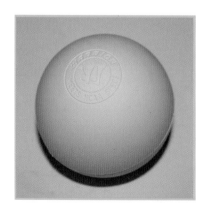

◀ 마사지볼, 테니스 공 등 여러 가지 사용 가능합니다.

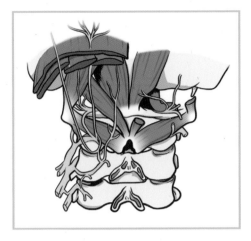

스트레칭보다는 머리 아래쪽에 있는 목 부위를 공에 대고 푸는 것이 더 효과적인 방법일 것입니다.

◀ 머리와 목의 연결부 위에 있는 후두하근은 꼭 풀어줘야 하는 근육입니다.

목교정을 하려면 목운동만 해야 한다?

우리가 목이 뻐근하니까 목을 풀고 스트레칭하려는 생각은 너무나 자연스러운 것일지도 모릅니다. 하지만 그것은 증상 완화일 뿐, 진정한 원인 해결이 된 것이 아닙니다. 좀 더 넓게 생각할 필요가 있습니다.

우리 상체는 머리 따로, 목 따로가 아닙니다. 머리는 목 위에 있고 목은 몸통(등) 위에 있습니다. 신체의 모든 부위는 사슬처럼 연결되어 있어서 머리의 이동은 골반의 움직임까지 영향을 미치고 골반의 움직임은 머리 위치까지 영향을 줍니다.

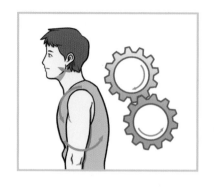

◀ 기계처럼 우리 몸 또한 한 군데
가 망가진다면 다른 부위 또한
망가지기 쉽습니다.

거북목이라는 것은 흔하게 앞쪽으로 쏠려 있는 머리에 균형을 맞추기 위해 등을 뒤로 더 구부린 자세입니다. 그래서 거북목은 라운드숄더와 같이 봐야 하는 체형적인 문제입니다. 그러니 목만 운동할 것이 아니라 머리와 어깨를 교정해야 합니다. 저는 거북목 환자분들의 운동치료를 할 때, 목보다는 가슴과 등 운동을 더 우선시합니다. 잘못된 목의 움직임을 바로 잡는 것은 물론 중요합니다. 하지만 목을 지탱하는 등뼈와 상체 근육은 더욱 중요합니다. 거북목이 있다고 목만 교정한다는 것은 터무니없는 소리죠.

거북목 교정을 위해서는 라운드숄더를 교정하기 위한 운동을 더욱 강조해서 해야 합니다. 라운드숄더는 가슴 앞쪽의 근육들이 뭉치고 단축되어 있는 경우가 흔합니다. 먼저 가슴 앞의 근육을 풀어주고 등쪽의 늘어지고 약해진 근육을 강화하는 운동을 진행해야 합니다. 그렇게 운동을 지속해서 몸이 곧게 펴지면 턱이 자연스럽게 당겨지며 거북목 교정은 더 수월해질 것입니다.

✎ **체크 리스트**

1. 목을 뒤로 젖히거나 좌우로 움직일 때 불안하거나 통증이 있다.

2. 옆면으로 사진을 찍어보면 귓구멍이 어깨선보다 앞으로 나와 있다.

3. 뒷목과 어깨가 자주 뭉치며 승모근을 잡으면 손에 두껍게 잡히며 아프다.

4. 일하거나 오래 앉아 있으면 두통이 있고 눈이 뻑뻑하다.

5. 힘을 빼고 거울 앞에 섰을 때 손등이 정면을 향한다.

운동 방법

1. 멀리건 스트레칭

설명 : 멀리건(Mulligan)이라는 물리치료사가 제시하는 운동 방법으로 수건을 이용해 목뼈를 눈 방향으로 당겨준 후, 고개를 뒤로 젖혀 거북목을 교정하는 운동법입니다.

주의 수건 끝의 손잡이 부분이 눈 방향으로 향해야 합니다. 고개를 뒤로 젖힐 때 수건을 당기는 힘을 풀면 안 됩니다.

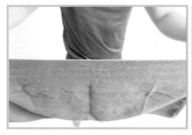
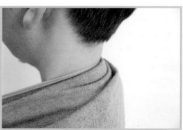
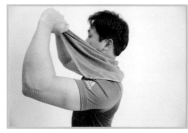
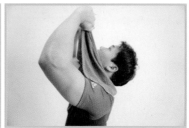

20회씩 3세트 실시합니다.

2. YTW운동

설명 : 엎드린 자세에서 어깨와 귀가 멀어진다는 느낌이 드는 상태로 팔로 W를 만들고 T,Y 순서로 만들어줍니다. YTW운동은 어깨가 제 위치에 올 수 있도록 하부승모근과 등쪽 근육을 강화시켜 목과 어깨를 교정하는 운동입니다.

🔍 주의 W동작이 완전히 가능해지면 그다음 T동작으로 마지막으로 Y동작을 실시합니다. 이때 어깨와 귀가 가까워지지 않도록 계속 유지하며 실시합니다. T동작을 할 때 만약 불편하거나 통증이 있다면 W동작으로 돌아가 W동작을 실시합니다.

W동작이 10초씩 3회 완전히 된다면 T동작으로 넘어갑니다.
T동작이 10초씩 3회 완전히 된다면 Y동작으로 넘어갑니다.

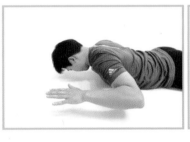
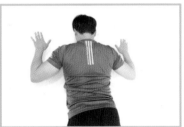

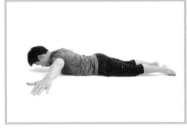
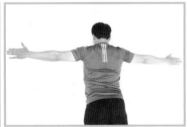

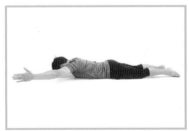
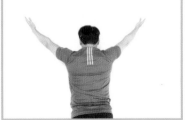

3. 매달리기운동

설명 : 박스 위에 올라가 손바닥이 나를 보게 바를 잡은 후, 바에 매달려 어깨뼈가 귀와 멀어진다는 느낌으로 어깨를 아래로 끌어 내립니다. 매달리기는 과도하게 긴장된 상부승모근을 이완시킴과 동시에 하부승모근을 강화시켜 어깨와 목이 제 위치에 올 수 있도록 만들어줍니다.

🔍 **주의** 어깨에 힘이 빠진다면 억지로 버티지 말고 내려옵니다. 어깨에 통증이 있다면 멈추고 자가근막이완법을 해줍니다.

10초씩 3회 실시합니다. 익숙해지면 10초씩 5회 실시합니다.

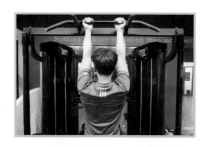

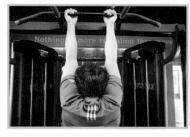
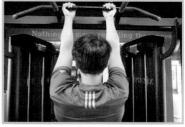

3

두통이 계속 있어요 :
일자목 교정

한 학생이 공부할 때마다 두통이 있다며 부모님과 함께 방문했습니다. 본인은 자세가 굉장히 바른데, 왜 이런지 모른다고 호소했습니다. 저는 어떤 자세로 공부하는지 보여달라고 한 후, 학생이 왜 그렇게 두통을 호소하는지 알 수 있었습니다.

학생은 의자에 앉아서 독서대를 펴고 고개를 꼿꼿이 세운 채 턱을 당기고 공부한다고 보여주었습니다. 그리고 자세가 흐트러지면 어머니가 바로잡아준다고도 덧붙였죠. 과연 이 자세가 올바른 걸까요?

요새 거북목의 문제가 대두되면서 온갖 미디어와 인터넷 매체에서는 거북목으로 인해서 목에 문제가 많이 생긴다고 말합니다. 그리고 거기에 맞는 교정방법으로 어깨를 펴라, 턱을 당겨라, 스트레칭을 해라 등 여러 가지 방법을 알려줍니다. 이것은 틀린 말이 아닙니다. 그러나 지나칠 때는 문제가 생깁니다.

우리 목은 정상적인 전만 각도를 유지해야 합니다. 즉, 목뼈는 30~35도 정도의 전만 각도가 나와 있어야 충격을 완화하고 머리로 혈액을 원활하게 보낼 수 있죠. 그런데 간혹 보면 본인이 거북목이라고 생각하거나 혹은 내 자세를 반듯하게 만들기 위해서 턱을 과도하게 당기는 경우가 있습니다. 이러한 경우가 지속되면 자세가 고착화되고, 그러면 이번 챕터에서 다룰 일자목이 되는 것이죠.

턱을 당겨야 하는 것 아닌가요?

사무직이 늘어나고 핸드폰이 대중화되면서 많은 사람들이 거북목이 됩니다. 그래서 많은 분들이 턱을 당겨 거북목을 예방하는 습관이 중요하다는 것은 당연히 알고 있죠. 그런데 제가 병원에서 근무하다 보면 종종 너무 지나친 습관 때문에 오히려 목에 문제를 가진 사람들을 볼 수 있습니다.

　예전에는 이 일자목 체형은 특정 직업군에 많이 발생했었습니다. 예를 들어, 선을 이쁘게 해야 하는 무용수들이나 아니면 항상 고개를 꼿꼿이 들고 있어야 하는 군인들에게 많이 발생하는 체형적 문제였죠. 오죽했으면 군인들이 많이 걸린다고 해서 영어로 군인 목(military neck)이라고 부를 정도입니다. 그러나 이러한 체형적인 문제는 이제 본인의 체형을 고치기 위해 오히려 과도하게 바른 자세를 취하려 하는 일반 학생들이나 직장인들에게도 많이 볼 수 있습니다.

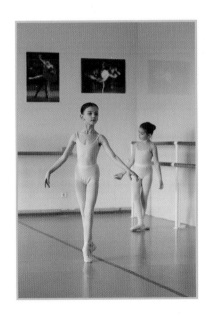

◀ 자세를 취하기 위해 과도하게 고개를 꼿꼿이 들면 일자목이 될 가능성이 매우 높아집니다.

거북목을 고치기 위해 턱을 과도하게 당기는 자세를 오랫동안 유지한다면 몸은 원래 가지고 있어야 하는 정상적인 목뼈의 커브(만곡)가 사라져 오히려 목뼈가 제대로 기능을 못 하게 됩니다. 감소된 경추의 만곡은 척추가 가지는 완충 역할을 못 하게 만들고 인대를 지속적으로 긴장시킵니다. 이러한 긴장이 결국 목 디스크로 연결되기까지는 그리 오랜 시간이 걸리지 않습니다.

또한 턱관절의 문제를 야기하는데, 특히 측두하악관절(temporomandibular joint)의 문제를 야기해서 씹을 때 턱의 통증을 느끼게 만듭니다. 이처럼 목이 일자가 되면 어깨뼈부터 목으로 연결되는 견갑거근이 지나치게 늘어난 상태로 긴장하게 되어 어깨의 통증을 느끼고 잠자다가 자주 담에 걸리기도 합니다. 이러한 문제가 복합적으로 일어나지만, 우리는 자신의 자세가 반듯하지 못하다고 생각해서 계속해서 거북목 교정을 하는 거죠. 문제를 고치려고 했던 일이 오히려 문제를 더욱 악화시켜버린 것입니다.

일자목의 문제는 목 하나의 문제뿐만 아니라 등의 문제 또한 겸하게 되는데, 일자목이 있는 분들의 상당수가 일자등을 가지고 있습니다. 태생적인 문제도 물론 있겠지만, 저의 많은 환자분들 혹은 회원님들에게 물어본 결과, 그들 대부분이 "체형을 고치기 위해 어깨를 뒤로 일부러 당기는 연습을 했어요"라고 말하는 경우가 많았습니다.

그러면 일부러 거북목을 해야 할까요?

상담하다 보면 이런 이야기를 많이 듣습니다. 체형을 바로잡기 위해 했던 턱 당김, 어깨 펴기가 일자목을 유발했으니, 그러면 이제부터는 "거북목처럼 앞으로 내밀고 다녀야 하나요?"라고 물어보시는 분들이 많습니다.

그러나 과도한 체형 교정 습관이 일자목을 만들었는데 거기다 거북목 자세를 다시 한다면 또 한 번 과도하게 커브가 만들어져 문제가 더 악화될 수 있습니다. 그래서 이런 일자목이 있을 경우는 다시 거북목 자세로 만드는 게 아니라 자연스러운 자세로 운동해야 합니다.

결국 내 몸을 고치기 위해서 내 몸이 원래 가지고 있던 정상 자세를 취함으로써 좋은 자세가 자연스럽게 나오도록 만들어 줘야 합니다.

✎ 체크 리스트

1. 섰을 때 과도하게 턱을 당기고 있는 자세를 취한다.

2. 목덜미 중간을 손가락으로 눌렀을 때 뼈가 잘 만져진다.

3. 목을 뒤로 젖히면 통증이 온다.

4. 목이 아플 때 근육을 늘리는 스트레칭을 자주 한다.

5. 항상 목이 피곤하고 뻐근하다.

6. 두통이 지속적으로 발생한다.

운동 방법

1. 앉아서 하는 목 조절 운동

팔꿈치 밑에 베개를 두어 어깨가 떨어지지 않게 만든 후, 턱을 살짝 당긴 채로 고개를 좌우로 움직입니다. 이 운동은 어깨뼈부터 목으로 향하는 근육들의 스트레스를 최소한으로 줄여 안전하게 목의 움직임을 만드는 운동방법입니다.

🔍 주의 어깨에 힘이 들어가지 않게 하기 위해서 팔꿈치를 높여 어깨가 내려가는 느낌이 아니라 살짝 올라가 있는 느낌을 받을 수 있도록 만들어 준 후, 해주셔야 합니다.

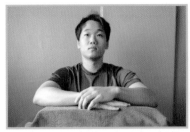
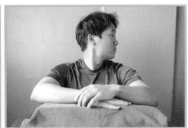
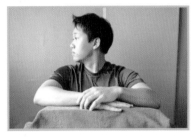
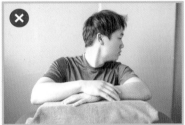

목의 움직임은 회전 동작을 10회씩 실시합니다.

2. 밴드를 이용한 목 신전 스트레칭

이 운동은 일자목과 일자등을 교정하기 위한 운동으로, 어깨를 앞으로 내밀어 등을 둥그렇게 말아 등과 목의 정상적인 척추 만곡을 만들 수 있게 해줍니다. 팔을 앞으로 뻗은 후, 고개를 뒤로 젖히고 다시 원위치로 돌아옵니다.

🔍 **주의** 팔을 앞으로 내밀 때 어깨가 귀와 가까워지는 느낌이 나면 안 됩니다. 어깨가 아프다면 자가근막이완법으로 넘어가주세요.

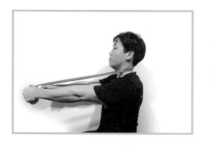

팔을 앞으로 뻗은 상태에서
목을 뒤로 젖히는 동작을 20
회 3세트 실시합니다.

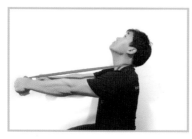
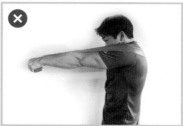

3. 멀리건 스트레칭

수건을 이용해 목뼈를 눈 방향으로 당겨준 후, 고개를 뒤로 젖
혀 일자목을 교정하는 운동법입니다.

🔍 주의 수건의 끝 손잡이 부분이 눈 방향으로 향해야 합니다. 고개를 뒤
로 젖힐 때 수건을 당기는 힘을 풀면 안 됩니다.

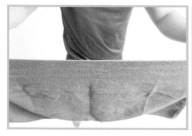
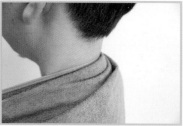

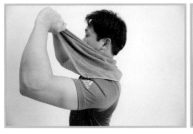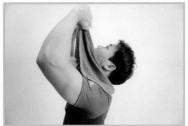

20회씩 3세트 실시합니다.

4. 월슬라이드

어깨를 안정화시키는 전거근을 이용해 목과 긴밀한 관계가 있는 어깨뼈를 교정함과 동시에 등의 정상적인 만곡을 만들어 일자 목을 해결하는 운동입니다.

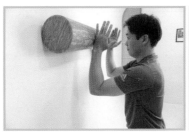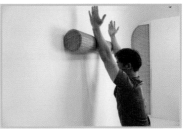

🔍 **주의** 어깨가 귀와 가까워지지 않도록 주의합니다. 배가 나오지 않도록 척추는 일자를 유지해줍니다. 처음에는 팔을 어깨너비보다 조금 더 넓게 벌려주시고 몸에 완전히 익숙해지면 팔을 어깨너비만큼 벌려서 해줍니다. 통증이 생긴다면 자가근막이완으로 넘어갑니다.

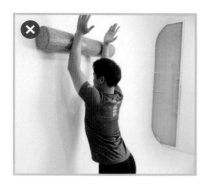

20회씩 3세트 실시합니다.

5. 고양이 낙타 자세

척추 전반적인 움직임을 만들어주기 위해 하는 운동입니다.

🔍 주의 허리가 아프거나 어깨가 아프면 멈추고 자가근막이완법을 실시합니다.

20회씩 3세트 실시합니다.

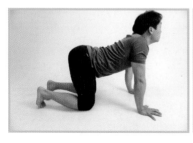 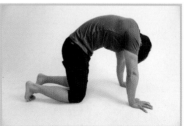

4

어깨가 뭉치고 목이 답답해요 : 호흡 교정

목이 뻣뻣해지고 어깨가 자주 뭉치는 것은 여러 가지 이유가 있겠지만, 한 가지 예로, 저와 함께 운동한 환자의 이야기를 해 볼까 합니다. 50대 중반의 여성인 회원님은 목, 등, 허리가 쉽게 뻣뻣해지고 피로해서 제가 일하는 병원에 방문했습니다. 예전에 오십견을 경험한 적이 있었고 약 2년 이상 퍼스널트레이닝을 받았습니다. 오십견은 어느 정도 호전되었으나, 운동 중 손목의 부상 때문에 운동은 그만두고 아무것도 안 하고 있었습니다.

회원님을 평가해보니 이분은 특이하게 보정속옷을 착용하고 계셨습니다. 그 이유를 묻자 몸매에 대한 콤플렉스가 있어서 3~5년간 보정속옷을 착용했다고 했습니다.

그래서 저는 문제가 무엇인지 짐작이 되어 "이제부터 앞으로 보정속옷은 입지 않는 게 좋겠습니다. 보정속옷이 체형을 더 안 좋게 하고 몸을 더 피곤하게 만들고 있어요"라고 자신 있게 말씀드렸습니다.

보정속옷이 체형을 안 좋게 한다?

보정속옷은 몸을 날씬하게 보이도록 하는 데는 좋을지 모르겠지만, 목의 긴장을 일으켜 목의 움직임을 손상시키고 몸통의 안정성마저 손상시킬 수 있습니다. 날씬해 보이기 위해 타이트한 재질의 속옷이 복부를 압박하게 되면 배가 충분히 확장하지 못해서 횡격막을 제대로 사용하지 못하게 됩니다.

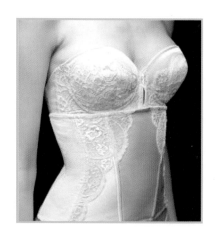

◀ 보정속옷을 오래 착용하면 허리 근육이 약해지고 횡격막의 움직임이 줄어들어 악영향을 끼칠 수 있습니다.

횡격막은 가슴 아래쪽에 가로로 붙어 있는 호흡을 주관하는 근육으로, 전체 호흡량의 60~80%를 차지하는 만큼 숨을 쉬는 데 중요한 역할을 합니다.

횡격막을 제대로 사용하지 못하게 되면 상대적으로 압력이 적은 가슴으로 호흡을 하게 되며 그 결과, 목과 어깨에 붙어 있는 보조호흡 근육들을 더 많이 사용하게 되어 목과 어깨를 긴장시키게 됩니다. 보조호흡근이란 신체 산소가 부족할 때 호흡을 도와주는 근육으로, 주로 운동을 하고 난 후 어깨가 들리면서 호흡을 하는 경우가 이 보조호흡근이 사용되는 예라고 생각하면 됩니다. 그러나 이 보조호흡근이 평상시에도 계속 사용된다면 문제가 발생할 수 있습니다. 실제 당시 환자의 체형과 동작을 분석해봤을 때, 보조호흡근의 과활성으로 나타나는 특징들이 눈에 띄었습니다.

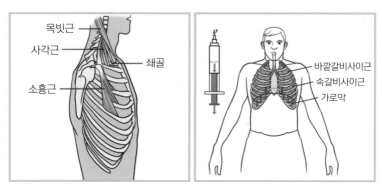

▲ 가로막의 뻣뻣함은 보조호흡근(목빗근,사각근,소흉근)이 과도하게 사용되게 만듭니다.

첫째, 체형적으로는 어깨가 긴장이 많이 되어 있어서 한눈에 보기에도 굽은 등과 목이 짧아 보이는 특징이 있었습니다. 저와 상담할 때까지도 어깨를 풀기 위해 마사지를 주 1회 이상 받으러 갔었고 이제 어깨쪽(상부승모근)은 마사지를 너무 많이 받아서 아무리 눌러도 더 이상 큰 자극이 없을 만큼 다녔다고 했습니다. 그럼에도 불구하고 수시로 어깨가 뭉치고 가끔은 목에서도 답답한 느낌이 들었다고 했습니다.

둘째, 고개를 옆으로 돌릴 때 목이 긴장해서 뻣뻣하게 움직였고 그 움직임에 특징적인 변형이 있었습니다. 정상이라면 고개를 돌릴 때 코가 어깨선 끝까지 가야 하고 고개를 똑바로 들어야 하지만, 보조 호흡근중 하나인 사각근의 과도한 긴장으로 고개가 아래로 향하며 고개를 돌리는 현상이 눈에 띄었습니다.

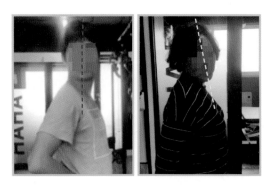

▲ 사각근이 과도하게 긴장하면 고개를 돌릴 때 시선이 아래쪽을 향하게 됩니다(왼쪽 : 정상, 오른쪽 : 손상).

셋째, 목에 손을 대고 깊게 숨을 들이마시라고 하면 목에 긴장이 많이 되며 가슴이 올라오도록 호흡을 했습니다. 보통의 사람들에게 배를 나오게끔 복식호흡을 하라고 하면 금세 따라 하지만, 횡격막을 잘 사용하지 않은 사람들은 호흡할 때 굉장히 힘들어합니다. 보조호흡근이 과하게 활동하게 되면 손을 목에 대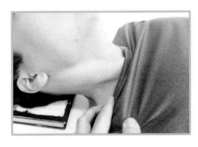고 호흡했을 때 목근육이 과도하게 긴장하며 손을 밀어내는 느낌을 받을 수 있습니다.

▲ 호흡이 잘못되면 보조 호흡근들이 과도하게 긴장해서 목의 긴장을 유발할 수 있습니다.

인간은 배에서 나와 호흡을 시작해 생을 마감하는 마지막 순간까지 호흡합니다. 하루에 약 22,000번의 호흡을 하는 동안 물방울이 바위를 뚫듯 호흡 패턴은 평생에 걸쳐 지속적으로 우리 몸의 기능에 영향을 줍니다. 유럽의 근골격 질환과 도수치료 진단의 선구자로 잘 알려진 카렐 레빗(Karel Lewit)은 "호흡이 제대로 되지 않으면 어떤 운동도 제대로 되지 않는다"라고 했습니다. 다시 말하면, 어떤 운동을 시작하기 전에 반드시 호흡운동부터 제대로 하라는 것입니다.

호흡이 안 되면 어떤 운동도 되지 않습니다. 올바른 호흡은 올바른 체형 교정의 시작입니다.

✎ 체크 리스트

1. 평상시 등이 굽고 거북목이라는 소리를 듣는다.
2. 고개를 좌우로 돌렸을 때, 턱이 아래로 떨어지면서 회전하고 가동성이 제한되는지 확인한다(p.70 사진 참조).
3. 숨을 크게 들이마실 때 목에 있는 근육들이 과하게 드러나 보인다.
4. 목 어깨가 자주 뭉치고 가슴이 갑갑한 느낌이 있다.
5. 숨이 짧다.

운동 방법

코어를 제대로 잡아주는 호흡을 교육하기 위해 복식호흡 하는 방법을 몸에 익힙니다. 복식호흡을 인식하기 위해 누운 자세에서 한 손은 가슴 한 손은 배에 올려놓습니다. 숨을 들이마실 때 배가 나오도록 마시고, 내쉴 때 배가 줄어든다는 느낌을 가지며 숨을 뱉습니다. 집중해서 30회 실시합니다.

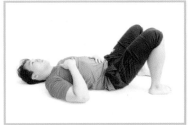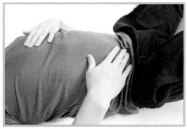

🔍 **주의** 호흡은 코로 들이마시고 입으로 뱉습니다. 마시는 숨의 비율이 1이라면 뱉는 숨은 1.5가 되어야 합니다. 예를 들어 3초를 마신다면 5초를 뱉어야 하고 4초를 마신다면 6초를 뱉어야 합니다. 코로 숨을 쉴 때 가슴에 올려놓은 손이 들리지 않도록 배에 올려놓은 손을 밀어낸다는 느낌으로 숨을 마십니다. 호흡운동을 오랫동안 하면 일어날 때 어지러울 수 있으니 충분히 쉬었다가 몸을 옆으로 돌려서 일어나줍니다.

배가 나오도록 잘 된다면 허리 뒤쪽에 호흡을 보낸다는 느낌으로 호흡을 해봅니다. 호흡할 때 제대로 된 호흡 패턴을 만들기 위해 앞, 옆, 뒤 삼면이 제대로 움직여주는 호흡을 몸에 익힙니다.

🔍 **주의** 뒤쪽으로 호흡을 보내기 위해 억지로 어깨가 들리지 않게 합니다. 가슴에 있는 손이 움직이지 않도록 주의하면서 호흡을 실시합니다.

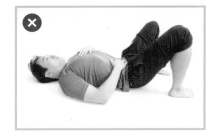

집중해서 30회
실시합니다.

이것도 잘 된다면 팔다리를 들어 호흡합니다.

　바로 누운 자세에서 다리를 들고 무릎과 고관절을 90도 구부린 상태에서 앞에서 이야기한 호흡운동을 같은 방법으로 실시합니다. 코어에 힘을 유지하고 내쉬는 숨에 발을 바닥에 내리고 마시는 숨에 원위치로 돌아옵니다. 익숙해진다면 팔도 같이 움직여 실시합니다.

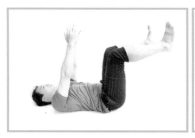 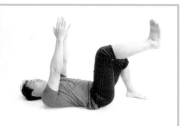

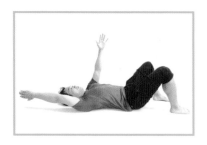

🔍 주의 전에 배웠던 호흡을 똑같이 실시하고 다리가 너무 당기거나 다리 드는 동작이 힘들다면 벽에 발을 붙인 상태에서 호흡운동을 실시합니다. 몸에 익숙해지면 그때 벽에서 발을 떼고 호흡운동을 진행합니다.

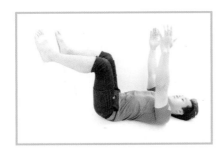

집중해서 30회 실시합니다.

목 회전을 동반한 데드버그

호흡으로 코어를 유지한 후 목을 돌려줌으로써 목의 제대로
된 움직임을 교육합니다.

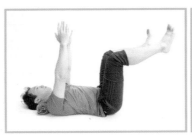 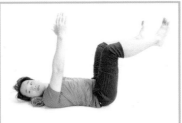

🔍 주의 전에 동작이 완전히 숙지되었다면 숨을 뱉으면서 고개를 한쪽
방향으로 돌려줍니다. 숨을 뱉으면서 고개를 돌리고 마시면서 천천히 고
개를 원위치로 옵니다. 이때 턱은 살짝 당겨 목의 정상적인 정렬을 유지하
면서 실시합니다.

집중해서 20회 실시합니다.

5

어깨 한쪽이 처져 있어요 : 양측의 등근육 불균형과 측만증

　　30대 초반의 남성 회원님의 이야기입니다. 예전에 같이 일했던 물리치료사 선생님의 추천으로 저희 운동센터를 방문했습니다. 키도 크고 몸도 근육질에 얼굴까지 잘생긴 분이었습니다. 이제 곧 결혼을 앞둔 회원님은 한 가지 고민이 있었습니다.

　　고민은 이렇습니다. 어릴 때부터 마른 체형이 콤플렉스였던 회원님은 20대 초반부터 열심히 웨이트 트레이닝을 했습니다. 당시 취업 준비 때문에 운동을 덜 했지만, 정말 열심히 했을 땐 바디빌딩 준비하는 선수들과 운동도 같이하고 전공과 전혀 상관없는 생활체육 지도자 자격증까지 땄다고 하시더군요. 몸은 점점 근육이 붙어 좋았지만, 어느 날 어깨가 비뚤어져 있는 것을 발견했다고 합니다. 비뚤어져 있는 어깨는 꽤 심한 정도라서, 결혼 준비를 위해 정장을 맞추는 동안 어깨 길이가 달라 제단사가 난감해했다고 하더군요. 더군다나 맵시가 중요한 턱시도나 정장을 입고 사진을 찍으면 어깨 높이 차이는 더 심해 보여서 결혼 사진에 자신이 어떻게 나올지 꽤 스트레스를 받는 눈치였습니다.

체형이 불균형한 만큼 힘도 차이가 크게 나서 운동을 하면 항상 왼쪽은 운동이 제대로 되는 것 같았지만, 오른쪽은 잘 되지 않는다는 느낌을 받았다고 합니다. 실제 손으로 잡아보면 오른쪽 어깨보다 왼쪽 근육이 훨씬 두꺼웠습니다. 벤치프레스 같은 양손으로 하는 가슴운동을 할 때도 왼쪽 가슴에만 더 힘이 들어가는 것이 느껴졌다고 합니다.

삐뚤어진 어깨의 원인은 척추다?

신체의 불균형은 대체로 몸의 중심에서부터 잘못되어 있는 경우가 많습니다. 다리 길이의 차이도 몸의 중심인 골반의 틀어짐으로 인해 나타날 수 있는 것처럼, 어깨의 불균형도 마찬가지일 수 있습니다. 회원님은 자신의 어깨가 언제부터 이렇게 됐는지 정확히 기억하지 못했습니다. 하지만 웨이트 트레이닝을 하는 동안 좌우의 불균형을 느꼈고 어깨 한쪽이 처져 있는 것을 발견했다고 합니다. 제 생각에는 눈에 띄지는 않았지만, 회원님은 어릴 때부터 잘못된 자세로 인해 이미 척추가 틀어져 있었고, 그 후 척추가 휘어진 상태에서 실시한 웨이트 트레이닝이 더 심한 불균형을 만들었다고 생각합니다. 어깨를 이루는 근육은 안정성을 위해 척추와 골반까지 연결되어 있습니다. 척추가 한쪽으로 기울어져 있다면 척추와 연결된 어깨 근육들도 한쪽으로 쏠려 한쪽은 짧아지고 다른 한쪽은 길어져 팔의 위치도 서로 다른 모습으로 바뀌게 됩니다. 그런 자세로 지속적인 웨이트 트레이닝을 한다면 같은 운동을 하더라도 다른 부위가 자극된다는 것은 어쩌면 당연한 것일지 모릅니다. 이 회원님이 바로 그러한 경우였습니다.

실제 회원님은 상체를 앞으로 숙여보면 오른쪽에 비해 왼쪽 등이 더 불룩하게 튀어나온 것을 확인할 수 있었습니다. 이것은 척추가 왼쪽으로 휘어져 있는 것을 의미하며, 측만증이 있는 사람에게 나타나는 현상입니다.

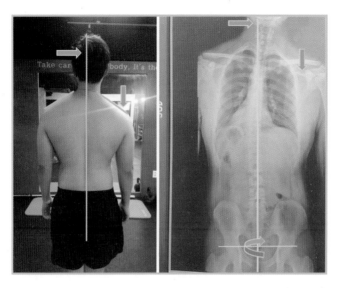

▲ 오른쪽 어깨가 처져 있고 척추측만증이 보이는 실제 회원님의 사진

　실제로 회원님은 병원에서 엑스레이를 찍어본 적이 있는데, 오른쪽으로 기울어진 가벼운 척추측만증을 가지고 있었습니다. 척추가 기울어진 쪽 날개뼈는 척추와 함께 내려가서 실제로 보면 어깨가 처져 있는 모습을 보이는 것입니다.

　웨이트 트레이닝 같은 운동뿐만 아니라 특발성 측만증(원인 불명의 측만증; 측만증의 각도가 크고 척추 회전이 심한 것이 특징)의 경우가 아닌 다른 척추측만증 문제는 주로 자세와 생활 습관이 주원인이 됩니다.

가방을 한쪽으로 메는 습관, 책을 한 팔로 감아 안고 가는 습관들은 장기적으로 어깨 불균형에 영향을 끼칩니다. 이런 습관이 장기적으로 지속되면, 일상생활에서도 스스로 느끼는 경우가 많습니다. 어깨 좌우가 다른 분들은 외형뿐만 아니라 배낭을 메더라도 한쪽이 자꾸 흘러내려 가거나 여성분들의 경우엔 속옷 끈이 자꾸 한 쪽만 미끄러져 내려가서 자신의 체형이 비뚤어졌다는 것을 알게 되는 분들도 많이 있습니다. 그러니 스스로 자세가 안 좋다고 느끼는 분들은 자신의 체형이 어떤지 미리 확인하는 것이 좋습니다.

어깨가 처져 있다고요? 그럼 등운동을 하세요!

앞에서 어깨를 이루는 팔뼈와 견갑골에 붙어 있는 근육은 안정성을 위해 척추와 골반까지 연결되어 붙어 있다고 했습니다. 특히 어깨를 이루는 견갑골을 안정시키는 근육은 대부분 등뼈와 연결되어 있습니다. 견갑골과 등뼈를 연결 짓는 근육 중에서도 승모근은 가장 큰 근육으로서 위치에 따라 상부, 중부, 하부 승모근으로 나뉩니다. 이 중 하부승모근은 구부러져 있는 흉추를 펴는 데 결정적인 역할을 하는 근육입니다.

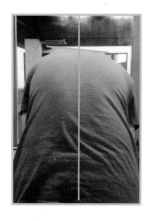

◀ 측만증이 있다면 숙이는 동작을 했을 때 한쪽
등이 튀어나오는 것을 볼 수 있습니다.

예를 들어, 위의 사진과 같이 몸을 구부렸을 때 한쪽 등이 더 낮아 보인다면 척추의 측만증으로 인해 어깨가 처진 것이라고 볼 수 있습니다. 이 경우, 등이 낮은 쪽 하부승모근 운동을 하면 견갑골을 상방회전시켜 어깨 정렬을 맞춤과 동시에 척추를 당겨 세워주는 데도 도움을 줄 것입니다. 어깨 정렬을 바르게 하고 싶다면 어깨와 척추를 연결하는 등운동을 해주셔야 합니다.

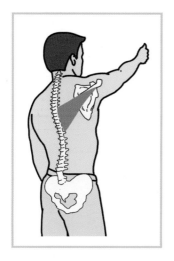

◀ 하부승모근은 견갑골을 상방회전시키
며 척추를 견갑골 방향으로 당겨 척추
를 세우는 역할을 합니다.

주의 좌우의 어깨를 체형 교정을 하는 것은 특히나 조심해야 하는 부분입니다. 일반인이 하기에는 복잡한 문제들로 얽혀 있기 때문이죠. 그렇기에 만약 어깨가 처져 있는 것 외에 자신의 측만증이 심하거나 어깨에 통증이 심하다면 우선 병원에 가서 정확한 방사선검사와 진단을 받아보고 운동을 해보는 것이 좋습니다. 아래 운동을 일주일 해도 효과를 못 느끼거나 혹은 더 불편한 느낌이 있다면 이 운동을 하지 마시고 네발 기기 자세에서 등 회전운동만 실시합니다.

체크 리스트

1. 속옷끈이 자꾸 한쪽만 흘러내려간다(여성의 경우).

2. 배낭을 메면 자꾸 한쪽만 내려간다.

3. 거울을 보면 어깨 한쪽이 처져 보이고 주변 사람에게 같은 소리를 자주 듣는다.

4. 자신이 자주 쓰는 가방이 백팩보다는 에코백이나 핸드백 같은 한쪽으로만 매는 가방이다.

5. 몸을 45도 정도 숙이면 한쪽 등이 솟아 보인다(P.81 사진 참조).

운동 방법

1. 한팔 하부승모근운동

밴드를 발쪽에 걸고 바로 옆에 서서 처진 쪽 어깨 팔을 대각선으로 올려줍니다. 이 운동은 어깨의 불균형을 해소하기 위해 한 쪽 하부승모근을 강화해 어깨의 위치를 맞춰줍니다.

🔍 **주의** YTW운동이 완전히 된 후에 이 운동을 실시해야 합니다. 호흡을 뱉으면서 YTW운동 중 Y운동을 하는 것처럼 팔을 올려줍니다. 이때 어깨가 아프다면 YTW운동으로 돌아갑니다(p.54).

20회씩 3세트 실시합니다.

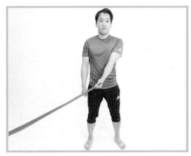 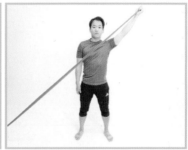

2. 한팔로 하는 밴트오버로우

상체를 살짝 숙여 척추를 가지런히 만든 후, 처진 쪽 어깨의 팔꿈치를 구부려 로우 동작을 실시합니다. 이 운동은 뒤쪽 승모근과 능형근을 강화시켜 어깨가 제 위치로 갈 수 있도록 만들어줍니다. 일주일을 해도 효과를 못 느끼거나 혹은 더 불편한 느낌이 있다면 이 운동을 하지 마시고 네발 기기 자세 등 회전운동만 실시합니다.

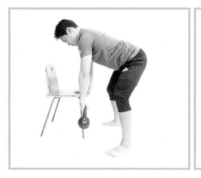 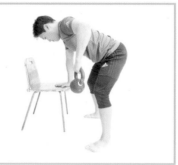

🔍 **주의** 상체를 숙일 때, 척추가 일자를 유지하도록 만들어줍니다. 무게를 들 때 팔꿈치가 어깨 뒤쪽으로까지 가지 않도록 주의해줍니다. 만약 통증이 있다면 자가근막이완법으로 넘어갑니다.

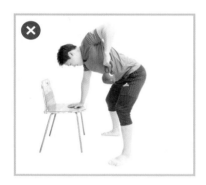

20회 3세트 실시합니다.

3. 등 회전운동

삼점 지지 자세에서 처진 쪽 어깨로 밴드를 잡고 반대쪽 지지

하는 무릎으로 밴드를 고정합니다. 그 후에 팔을 돌려줍니다. 어깨의 움직임은 등의 움직임을 동반하기 때문에 등의 회전을 만들어줌으로써 어깨뼈가 제 위치에 제대로 움직일 수 있도록 합니다.

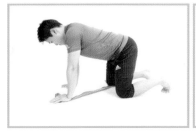
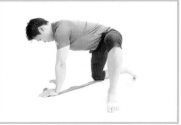
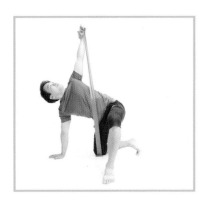

주의 숨을 내뱉으면서 팔을 돌려주셔야 합니다. 팔과 시선은 똑같은 방향으로 갑니다. 지지하는 쪽 손목이 아프다면 블록을 잡고 해줍니다. 팔이 내 몸통과 일자가 되도록 해줍니다(이때 손이 어깨 뒤쪽으로 넘어가지 않도록 주의해주세요). 만약 통증이 있다면 자가근막이완법으로 넘어갑니다.

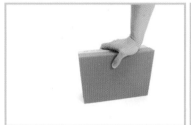

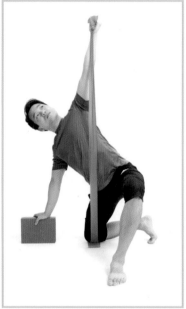

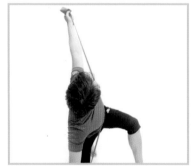

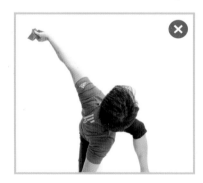

10회씩 3세트 실시합니다.

6

교정운동을 하는데,
더 아픈 것 같아요 : 일자등 교정

제가 아이들의 발달과정에 맞춰서 운동을 가르치는 교육을 배울 때 들었던 말입니다. 예를 들면, 모델들은 자신의 라인을 더욱 돋보이게 하기 위해 옆자세로 포즈를 취해 허리를 과도하게 꺾어 S라인을 만들어 가장 아름다운 선이 나올 수 있도록 자세를 연습합니다. 헬스 트레이너는 당당함을 나타내기 위해서 가슴을 과도하게 펴 대흉근이 돋보이게 하는 자세를 자신의 이상적인 자세라고 생각합니다. 그러한 자세를 자주 취하면 우리의 몸은 그에 맞춰서 잘못된 자세가 이상적인 자세라고 착각을 한다는 것입니다.

이 이야기는 트레이너나 아니면 일반 환자 혹은 지금 체형 교정을 시작하시는 분들에게도 적용될 수 있습니다. 지금 이 책을 읽거나 혹은 컴퓨터를 하는 동안 내 몸이 앞으로 쏠렸다는 것을 느끼실 수 있을 겁니다. 물론 독서대를 사용한다면 그런 일은 줄겠지만 내 목이 뻐근해서 혹은 어깨가 불편하다고 느낀 순간 머지않아 여러분은 조만간 인터넷에 거북목 혹은 라운드숄더를 검색하실 것입니다.

그리고 해답을 발견하겠죠. '아 나는 라운드숄더라 어깨가 앞으로 기울어져서 목이 뻐근한 거구나!' 거기까지 생각이 도달했다면 그때부터 인터넷에서 가르쳐준 대로 어깨를 펴기 위해 뒤로 계속 당긴 상태에서 다닙니다. 왜냐하면, 일할 때 어깨가 앞으로 나가니까 평소에 계속 뒤로 젖혀놓는 거죠. 또한, 뒤쪽 근육이 약해졌다는 글을 보고 뒤쪽으로 팔을 당기는 운동을 꾸준히 합니다.

이게 틀린 것은 아닙니다. 무엇이든 과해지면 문제가 생깁니다. 과도하게 등을 펴는 자세는 등뼈가 원래 가지고 있어야 하는 정상적인 등의 후만각도를 상실하게 만듭니다. 등은 원래 30~40도의 후만이므로 뒤로 완만하게 볼록해야 제대로 된 어깨의 움직임과 목의 움직임을 만들어낼 수 있습니다. 그러나 내가 교정을 한다는 이유로, 혹은 내 등이 굽어져 보인다는 이유로 과도하게 등을 펴고 다니며 등을 펴주는 등 운동만 한다면 이 후만 각도는 감소할 테고 우리는 일자등이라는 체형적인 문제를 가지게 되죠.

이 경우는 등뼈에서부터 어깨로 붙는 근육들인 능형근, 승모근 등이 항상 뻣뻣하거나 통증을 느끼게 하고 척추가 가지고 있어야 하는 완충작용을 제대로 하지 못해 목과 허리가 뻐근하고 아픈 문제를 야기하게 됩니다. 마지막으로 일자등의 많은 경우가 일자목과 함께 나타나기 때문에 두통과 스트레칭을 해도 계속 승모근이 불편하고 견갑골과 척추 사이가 지속적으로 아프며 머리가 무거운 느낌을 받을 수 있습니다. 즉, 겉보기에는 등도 굽지 않고 반듯해서 좋아 보이지만, 말 그대로 '빛 좋은 개살구'라는 것입니다.

거북목 운동을 하더라도 계속 목 뒤가 뻐근하거나 등이 아프다면 한 번쯤은 의심을 해보셔야 합니다.

날개뼈가 뜨는 이유

친구와 함께 영화를 볼 때 모델처럼 예쁜 여자배우의 뒷모습이 살짝 화면에 나오는 순간이 있었습니다. 제 친구는 너무 예쁘다고 조용히 말했고 저는 어깨 아프겠다며 받아쳤던 우스운 기억이 납니다. 다 그런 것은 아니지만, 종종 시상식을 보면 예쁜 드레스를 입은 배우 뒷모습을 보면 날개뼈가 많이 튀어나와 보이는 체형을 볼 수 있습니다. 이것은 미적으로 보면 하나의 아름다움일 수 있지만, 체형적으로 보면 하나의 문제입니다. 날개뼈가 이렇게 튀어나와 보인다는 것은 2가지로 생각해볼 수 있습니다.

첫 번째는 날개뼈가 앞으로 굽어서 아래쪽이 튀어나와 보이는 것입니다. 이 문제는 컴퓨터를 많이 하거나 책을 많이 읽었을 때 어깨 앞쪽의 근육이 항상 짧아지고 긴장해서 생기는 문제로, 앞쪽의 근육을 늘리고 등뒤의 날개뼈 안정화근을 강화시키면 해결이 가능합니다.

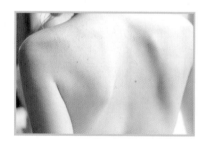

◀ 날개뼈가 등에서 튀어나오는 이런 증상을 익상견갑이라고 합니다.

두 번째는 이번 챕터에서 다루는 일자등으로 인해서 날개뼈가 들려 보이는 것입니다. 이럴 경우 날개뼈 밑단만 들려 보이는

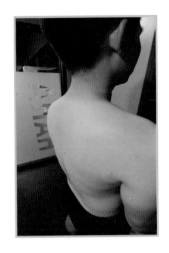

게 아니라 날개뼈가 전체적으로 튀어나와 보이죠. 등뼈가 원래 가지고 있어야 하는 후만이 줄었기 때문에 등뼈가 일자로 되어 상대적으로 날개뼈가 튀어나와 보이는 것입니다.

◀ 실제 일자등 사례

앞에서도 이야기했지만 두 번째의 경우는 지속적으로 몸이 스트레스를 받게 만드는 하나의 큰 원인으로 작동합니다. 제 회원님들 중 일자등을 가진 분들 대다수가 "내가 어깨가 굽은 것 같아서 평소 어깨를 펴고 다닌다"고 제게 말하기도 했죠. 바로 그게 문제가 된 것입니다.

평소 내 자세가 안 좋다고 생각되어 교정운동을 계속하고 자세도 반듯하게 만들지만, 통증과 불편함이 지속된다면 내가 지금 하고 있는 것이 제대로 된 것인지 한 번쯤은 의심을 해봐야 합니다. 불을 끄기 위해서 담은 물이 기름일 수도 있기 때문이죠.

등교정은 등운동으로만 하는 게 아니다

제가 학부 때만 하더라도 뼈는 뼈대로, 근육은 근육대로 배웠습니다. 근육을 하나하나 배우면서 그 근육이 어떠한 기능을 하는지에 대해서 공부를 했었죠. 그러나 지금은 조금 다릅니다. 지금은 목을 배울 때 목, 어깨, 등 이렇게 세 부위를 한 번에 배웁니다. 왜냐하면, 이 세 부위는 하나가 잘못되면 동시에 다른 곳에도 영향을 미치기 때문이죠. 제가 왜 이 말을 하는지는 슬슬 감이 오실 것입니다.

그러면 '일자등을 교정하기 위해서 등을 구부정하게 만들어놓고 다녀야 하는 건가?'라는 의구심을 가질 수 있습니다. 그 대답에는 전적으로 동의하지 않습니다. 아까 말씀드렸듯이 등은 어깨와 같이 움직이기 때문에 저는 교정운동을 어깨와 함께할 것입니다. 바로 어깨의 안정성을 잡아주는 전거근을 강화함으로써 일자등을 교정하는 것입니다.

전거근은 어깨뼈 안쪽에 붙어서 갈비뼈 1~9번 사이로 붙는 근육입니다. 이 근육은 어깨의 안정성을 책임져주는 가장 대표적인 근육 중 하나입니다. 이 근육만 잘 써도 어깨의 통증 혹은 불편함을 상당수 예방하거나 해결할 수 있습니다.

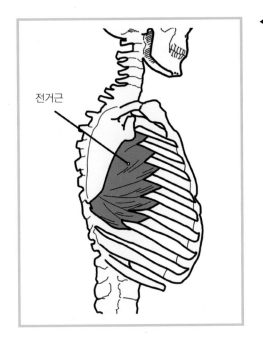

◀ 전거근은 어깨의 안정
성을 만들어주는 대표
적인 근육입니다.

전거근

　또한, 조금 다른 호흡 운동을 통해서 등으로 숨을 쉬는 연습을
할 것입니다. 이 방법은 측만증 교정운동법인 슈러스 방법에서
생각해낸 운동 방법으로 등으로 숨쉬어 등뼈가 튀어나온 상태
에서 유지될 수 있도록 만드는 방법입니다.

　일자등 교정운동 방법을 앞 챕터에서 봤던 일자목 교정운동과
함께한다면 분명 좋은 결과를 낼 수 있을 것입니다. 바로 변하지
는 않겠지만, 서서히 몸이 변하는 것을 느낄 수 있을 것입니다.

1. 원인 모를 두통이 지속적으로 있다.

2. 몸 뒤쪽을 촬영했을 때 날개뼈가 도드라져 보인다.

3. 등이 과도하게 일자로 서 있고 목 또한 일자로 되어 있다.

4. 등이 항상 뭉치고 스트레칭을 하면 잠깐은 괜찮은데, 얼마 안 가 훨씬 불편해진다.

5. 척추와 등 사이가 계속 결린다.

운동 방법

1. 흉추후만운동

네발 기기 자세에서 흉추의 정상적인 만곡을 위해 최대한 흉추 후만 자세를 만든 후, 그 상태로 호흡운동을 실시해 흉추를 정상 자세로 만들어줍니다. 이 운동은 일자가 된 흉추를 후만으로 정상만곡으로 만들 수 있게 만들어줍니다.

네발 기기 자세에서 등이 뒤로 튀어나오는 느낌으로 호흡을 합니다. 척추측만증에 사용되는 호흡 방법으로 등뼈의 정상적인 만곡을 만들기 위해 마치 풍선을 부풀리는 것처럼 호흡을 크게 들이쉬고 천천히 내뱉어 흉추의 정상적인 만곡을 만들어줍니다.

> 🔍 **주의** 코로 숨을 쉬고 입으로 뱉을 때 천천히 풍선에서 공기가 빠지는 느낌으로 등의 후만을 유지하면서 조금씩 숨을 뱉습니다. 호흡운동을 너무 과도하게 하면 어지러울 수 있으니 바로 일어나지 말고 2분 정도 쉬었다가 옆으로 누워서 일어나줍니다.

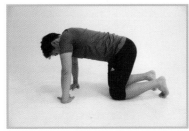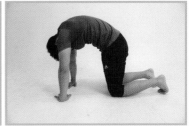

2. 베어허그

바로 선 자세에서 밴드를 어깨 라인에 걸고 손을 어깨 높이로 밀어줍니다. 이때 어깨가 앞으로 나온다는 느낌을 받아야 합니다. 이 운동은 전거근을 이용해 어깨뼈의 교정과 함께 흉추와 경추의 정상 자세를 만들어줍니다.

> 🔍 **주의** 혹시라도 어깨가 아프다면 어깨질환이 의심되니 자가근막이완법으로 넘어가시기 바랍니다. 팔을 다 민 상태에서 5초 정도 유지하고 원위치로 돌아옵니다.

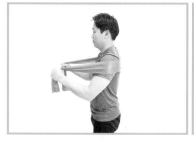 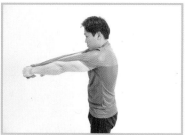

20회씩 3세트 실시합니다.

3. 월슬라이드

어깨를 안정화시키는 전거근을 이용해 목과 긴밀한 관계가 있는 어깨뼈를 교정함과 동시에 등의 정상적인 만곡을 만들어 일자 목을 해결하는 운동입니다.

양손을 얼굴 높이에 위치시키고 손날에 폼롤러를 위치시킵니다. 이때, 자세는 팔꿈치를 내밀어 폼롤러보다 좀 더 앞쪽으로 위치시킵니다.

폼롤러를 위쪽으로 천천히 굴리며 팔꿈치를 천장으로 향하도록 위로 밀어 올립니다. 겨드랑이 아래쪽에 힘이 들어가는 것을 느끼고 천천히 원위치로 돌아옵니다. 20회 3세트 실시합니다.

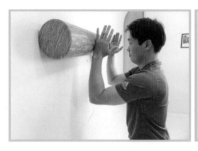 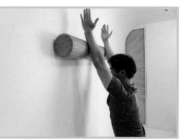

🔍 주의 어깨가 귀와 가까워지지 않도록 주의합니다. 배가 나오지 않도록 척추는 일자를 유지해줍니다. 처음에는 팔을 어깨너비보다 조금 더 넓게 벌려주시고 몸에 완전히 익숙해지면 팔을 어깨너비만큼 벌려서 해줍니다. 통증이 생긴다면 자가 근막 이완으로 넘어갑니다.

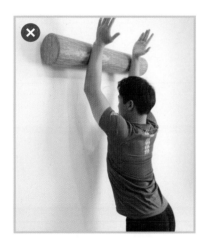

7

수영을 하면 어깨가 아파요 : 굽은 등

병원에 있다 보면 수영을 하다가 아파서 오신 분들을 참 많이 볼 수 있습니다. 병원에서 만났던 환자분의 이야기를 해보겠습니다. 저와 만나기 3년 전, 헬스장에서 딥스 운동을 하다가 처음 오른쪽 어깨에 통증을 느꼈다고 했습니다. 일상생활에는 별 지장이 없어 특별히 병원 가는 일 없이 지내다가 작년 여름쯤 수영을 하기 시작하고 어깨에 통증이 더 심해졌습니다. 환자분은 오른쪽 어깨가 아파서 왼쪽을 많이 쓰다 보니 이제는 왼쪽까지 통증이 왔다고 합니다. 집 근처 병원에서 물리치료를 받다가 인대강화주사(프롤로)를 2회 정도 맞았지만, 큰 호전이 없어서 제가 다니던 병원에 방문했던 것입니다.

어깨가 안 아프려면 등이 유연해야 한다?

환자분은 증상에 비해서 상태는 더 심각했습니다. 라운드숄더는 기본이었고 팔을 최대한 올리면 귀 옆까지 올라오기는커녕 눈을 간신히 가리는 높이까지 밖에 오지 않았습니다. 팔을 올릴 때 중간 범위에서 통증을 느끼고 끝 범위에서는 통증이 조금 경감되었습니다. 이것은 어깨충돌 증후군의 전형적인 증상 중 하나입니다. 그리고 이분에게 가장 눈에 띄는 문제는 등(흉추)의 움직임이 굉장히 제한되어 있다는 것입니다. 등 움직임을 테스트해보면 좌우 움직임이 상당히 제한되어 있습니다.

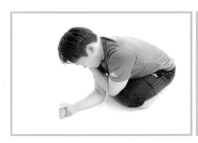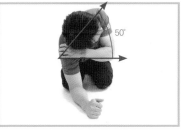

▲ 흉추 가동성 검사(회전한 어깨끝과 바닥의 각도가 50도 이상이어야 정상이다)

어깨의 움직임과 등의 문제는 깊은 상관관계가 있습니다. 팔을 올릴 때는 반드시 등이 따라서 움직입니다. 예를 들어, 본래 살짝 굽어 있는 흉추는 오른팔을 들어 올릴 때 오른쪽으로 회전을 하며 펴지죠. 실제로 책을 보시는 분들도 등을 구부정하게 유지한 상태에서 팔을 최대한 올리려 한다면 원래 올리는 것보다는 팔이 잘 들어 올려지지 않는다는 것을 느끼실 겁니다.

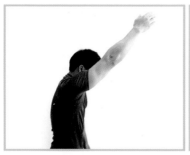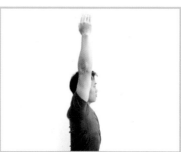

▲ 흉추의 후만은 어깨의 움직임을 제한합니다.

그렇다면 이렇게 등이 뻣뻣한 사람들이 수영하면 무슨 일이 일어날까요?

수영을 해보신 분들은 아시겠지만, 자유형의 팔 동작은 팔을 머리 위로 던져 물을 잡아당기기를 반복하는 운동입니다. 이렇게 팔을 당기는 것을 Pull 동작이라고 하고, 물을 당긴 팔이 물위로 나와 다시 머리 위로 올라갈 때를 recovery라고 합니다. 이렇게 Pull 동작과 recovery 동작이 원활하게 되기 위해서 강조되는 동작들이 있는데, 바로 롤링(발을 차고 나가는 중 몸통을 좌우로 틀어 팔과 고개 움직임을 원활하게 만드는 방법)과 글라이딩(팔을 앞으로 미끄러지듯 뻗어 앞으로 더 효율적으로 나가기 위한 방법)입니다.

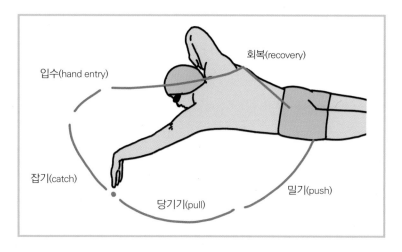

▲ 몸통을 좌우로 돌리든, 팔을 쭉 앞으로 밀든 모두 등이 굳어 쭉 펴지지 않는다면 효율적인 팔의 움직임은 이뤄지지 않습니다. 그렇기에 선수조차도 꼭 롤링과 글라이딩을 위한 훈련을 합니다.

롤링과 글라이딩이 제대로 이뤄지지 않으면 몸통 옆으로 가서 편안하게 팔이 올라가기보다는 어깨를 뒤로 과하게 꺾거나 옆으로 벌리게 되어 어깨에 무리가 가는 동작이 나타납니다. 무리한 어깨의 recovery 동작은 이두근 건염, 회전근개 파열이 일어날 수 있습니다. 이미 Feijen과 동료들은 등뼈의 회전운동이 떨어져 수영할 때 롤링이 잘되지 않는다면 recovery 시 어깨관절에 많은 스트레스가 갈 수 있다고 했습니다. 필자가 만났던 수영을 하다가 어깨가 아픈 환자들은 모두 등이 뻣뻣하고 회전이 안 되는 공통점을 가지고 있었습니다.

이러한 등의 움직임은 야구나 수영 같은 팔을 반복적으로 머리 위로 올리는 동작에 영향을 줄 뿐만 아니라 세탁소 사장님처럼 머리 위에 걸려 있는 물건을 드는 행위가 많은 사람들이나, 건물 유리창을 청소하시는 분들처럼 일상생활에서 반복적으로 머리 위로 팔을 올리는 분들에게도 반드시 고려되어야 할 문제입니다.

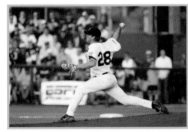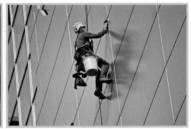

▲ 팔을 머리 위로 올리는 동작이 많다면 반드시 주의해야 합니다.

지금 이 책을 보고 계시는 회사원이나 학생분들은 "나는 팔을 드는 일이 거의 없는데?"라며 안도하시면 안 됩니다. 왜냐면 오랜 시간 공부나 사무일을 지속적으로 하면 등은 점점 굽고 뻣뻣해질 수 있는데 이럴 경우는 아까 말씀드렸던 수영으로 인해 발생하는 어깨의 문제를 그대로 발생시킬 수 있습니다. 그뿐만 아니라 굽고 뻣뻣한 등은 거북목을 유발하는 근본적인 원인이 될 수 있으니 등이 굽었다면 이번 챕터에서 나오는 운동을 꼭 해줘야 합니다. 등의 회전이 잘 안 된다면 당연히 어깨에 무리가 가게 됩니다. 그러니 어깨가 아프다면 등을 먼저 풀어보세요!

✎ 체크 리스트

1. 평상시 팔을 올릴 때 어깨가 소리가 자주 나거나 아프다.

2. 자고 일어나면 어깨가 아프다.

3. 자신의 몸이 평상시에 뻣뻣하다고 느낀다.

4. 팔이 귀 옆에 잘 붙지 않는다.

5. 눈이 침침하고 항상 등이 뻐근하다.

6. 목이 지속적으로 아프다.

운동 방법

1. 네발 기기 자세 몸통회전운동(손 머리 대고)

네발 기기 자세에서 팔을 머리 위에 대고 등을 돌려줍니다. 이 운동은 등의 회전을 만들어줌으로 어깨가 등과 함께 원할히 움직이도록 도와줍니다.

🔍 주의 숨을 뱉으면서 등을 돌려줍니다. 등을 편평하게 하지 않으면 어깨가 아플 수 있으니 등을 편평하도록 유지해야 합니다. 어깨가 아플 경우 어깨의 질환이 의심되니 자가근막이완법으로 넘어갑니다.

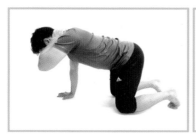 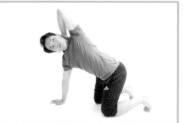

20회씩 양쪽 교대로 3세트 실시합니다.

2. 등 회전운동

삼점 지지 자세에서 밴드를 잡고 반대쪽 지지하는 무릎으로 밴드를 고정합니다. 그 후에 팔을 돌려줍니다. 어깨의 움직임은 등의 움직임을 동반하기 때문에 등의 회전을 만들어줌으로써 어깨뼈가 제 위치에 제대로 움직일 수 있도록 만들어줍니다.

🔍주의 숨을 내뱉으면서 팔을 돌려주어야 합니다. 팔과 시선은 똑같은 방향으로 갑니다. 지지하는 쪽 손목이 아프다면 블록을 잡고 해줍니다. 팔이 내 몸통과 일자가 되도록 해줍니다(이때 손이 어깨 뒤쪽으로 넘어가지 않도록 주의해주세요). 만약 통증이 있다면 자가근막이완법으로 넘어갑니다.

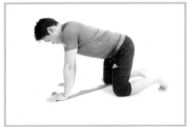 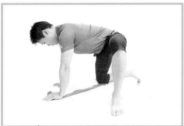

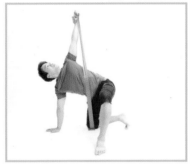 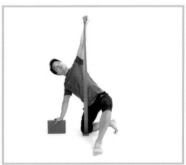

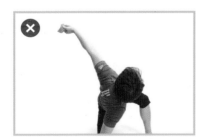

10회씩 3세트 실시합니다.

3. 회전근개 외회전운동

 바로 선 자세에서 팔꿈치 높이에 밴드를 걸고 겨드랑이에 수건을 낀 후, 팔을 바깥쪽으로 돌려줍니다. 이 운동은 충돌증후군을 막기 위해 어깨관절의 외회전을 유발해 어깨가 집히지 않도록 만들어줍니다.

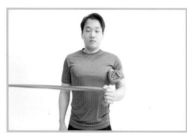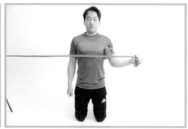

 🔍 **주의** 수건이 떨어지지 않도록 팔꿈치는 몸통에 붙입니다. 이 동작이 어렵다면 누운 상태에서 팔꿈치를 60도 정도 벌리고 그 자세로 똑같은 외회전운동을 실시합니다. 이때 팔꿈치 밑에는 두툼한 수건을 깔아줘야 합니다. 만약 통증이 있다면 자가근막이완법으로 넘어갑니다.

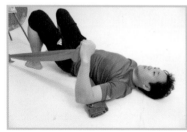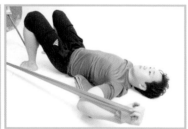

 20회씩 3세트 실시합니다.

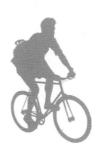

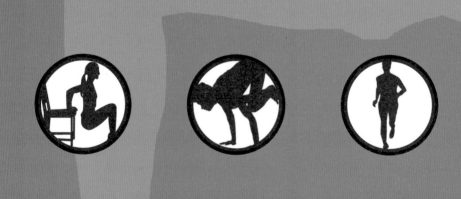

Part 3

30일 틀어진 허리,
골반 교정을 위한 운동법

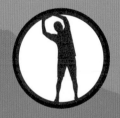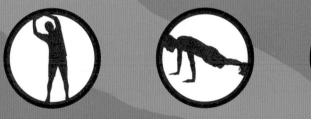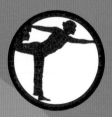

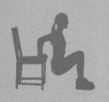

허리, 골반 체형 교정
기초 다지기

스트레칭

1. 개구리 스트레칭

무릎을 구부린 상태에서 다리를 벌리고 팔을 폅니다. 그 상태로 엉덩이가 발뒤꿈치로 간다는 느낌으로 골반을 움직여줍니다. 이때 허벅지 안쪽이 늘어나는 느낌이 나야 합니다. 이 운동은 뻣뻣한 고관절로 인해 생길 수 있는 골반의 틀어짐을 해결하는 데 효과적입니다.

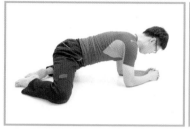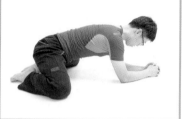

🔍 **주의** 운동을 할 때 허리가 구부러지지 않을 정도로만 엉덩이를 뒤로 빼줍니다. 이 운동을 할 때 무릎과 고관절에 늘어나는 느낌이 아니라 통증이 있다면 멈춰주시고 자가근막이완법을 실시해주시기 바랍니다.

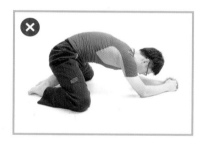

30회, 자주 해줍니다.

2. 이상근 스트레칭

바로 누운 자세에서 스트레칭하고자 하는 다리를 반대쪽 무릎 위에 올려주고 반대쪽 무릎 뒤쪽을 양손으로 잡아 가슴팍으로 끌어당깁니다. 이 운동은 이상근을 스트레칭해서 골반의 틀어짐을 해결하는 데 효과적입니다.

Q 주의 고관절을 구부릴 때 혹시나 집히는 느낌이 있다면 이 스트레칭 대신 자가근막이완법을 해주시기 바랍니다.

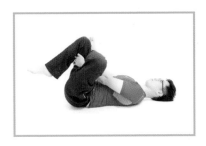

20초씩 번갈아가며 5회 해줍니다.

3. 대퇴근막장근 스트레칭

스트레칭하고자 하는 다리가 위로 올라갈 수 있도록 옆으로 누운 후, 같은 쪽 손으로 발을 뒤쪽으로 당깁니다. 그 후, 아래에 있는 발을 이용해 위에 있는 무릎을 가볍게 눌러줍니다. 이 운동은 골반을 전방경사시키고 고관절 통증을 일으키는 대퇴근막장근의 긴장을 해소하는 데 도움을 줍니다.

Q 주의 스트레칭할 때 허리가 꺾이지 않도록 배에 힘을 준 상태에서 해주고 무릎이 몸보다 앞으로 가지 않도록 해줍니다. 절대 무리하게 스트레칭을 하지 마시기 바랍니다. 통증이 심하다면 자가근막이완법을 충분히 해주고 다시 시도해주시기 바랍니다.

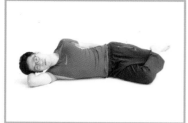 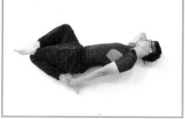

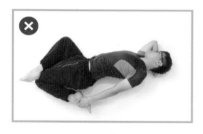

20초씩 5회 좌우로 실시합니다.

4. 대퇴직근 스트레칭

네발 기기 자세에서 한쪽 다리를 발등이 벽에 닿게 걸친 후, 허리를 세워 일어나줍니다. 이 운동은 대퇴직근을 스트레칭함으로써 골반의 전방경사로 인한 허리 전만 체형을 교정하는 데 효과적입니다.

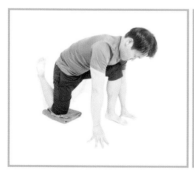 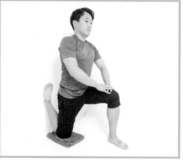

주의 무릎이 아프다면 바닥에 수건을 놓고 실시합니다. 허리가 꺾이지 않도록 주의하며 실시합니다. 통증이 심하다면 멈춰주시고 자가근막 이완법을 실시합니다.

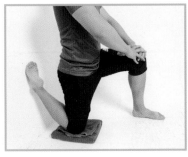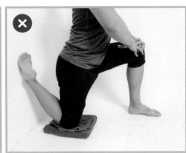

20초씩 10회 실시합니다.

5. 장요근 스트레칭

무릎 서기 자세에서 몸을 똑바로 유지한 채, 앞으로 빼줍니다. 앞다리의 무릎을 구부려 체중을 앞으로 싣습니다. 이때, 뒷다리의 골반 앞쪽이 늘어나는 느낌을 느낍니다. 이 운동은 장요근을 늘려줌으로써 허리의 전만으로 인한 문제를 해결합니다.

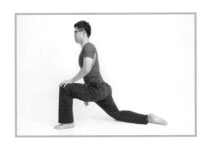

Q 주의 허리가 꺾이지 않도록 배에 살짝 힘을 줍니다. 혹시나 무릎이나 허리에 통증이 있다면 멈춰주시고 자가근막이완법을 실시합니다.

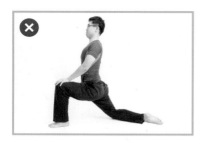

10초씩 10회 실시합니다.

6. 햄스트링 스트레칭

바로 누운 자세에서 스트레칭을 하고자 하는 다리를 쭉 펴서 위쪽으로 올려줍니다. 이때, 발뒤꿈치에 수건을 걸어 발을 밀어 무릎을 편다는 느낌으로 올려주세요. 이 운동은 햄스트링을 늘려 고관절을 유연하게 만들어줍니다.

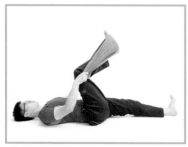 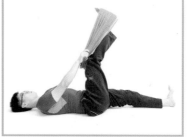

🔍 주의 무릎과 골반이 일자가 될 수 있도록 유지하면서 스트레칭을 해 줍니다.

10초씩 5회 해주시고 몸에 익숙해진다면 20초씩 5회 해주시면 됩니다.

자가근막이완

[근막이완 원칙] 강도는 내가 견딜 수 있을 만큼만 실시합니다. 너무 아플 경우 오히려 근육이 긴장할 수 있으니 살짝 근육이 풀릴 정도로만 해주시고 점차 강도를 늘려갑니다.

30회씩 3세트를 해주시고 몸에 익숙해졌다면 50회씩 3세트를 해주시기 바랍니다.

7. 대둔근

엉덩이 가운데 쪽에 공을 가져다 댄 후 꽂게처럼 앉은 자세로 풀고자 하는 다리를 반대쪽 무릎 위에 올려줍니다. 그 상태로 위아래로 움직이면서 엉덩이 근육을 풀어줍니다. 이 운동은 일자 허리를 유발하고 뻣뻣한 골반을 만드는 엉덩이 근육을 풀어주어 골반이 유연하게 움직일 수 있도록 만들어줍니다.

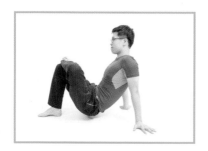

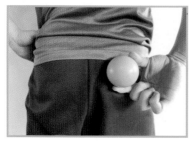
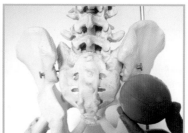

8. 흉요근막

골반과 허리뼈 사이에 공을 가져다 댄 후 바로 누워서 가볍게
체중을 실어줍니다. 골반을 좌우로 움직여 공이 근막 부위를 풀
수 있도록 합니다. 이 운동은 뻣뻣한 흉요근막을 풀어줌으로써
골반이 유연하게 움직일 수 있도록 만들어줍니다.

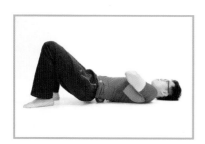

9. 복직근

  명치 아래에서 옆으로 2cm에 공을 대고 엎드린 상태로 체중을 가볍게 실어줍니다. 체중을 실은 채로 천천히 좌우로 조금씩 몸을 좌우로 움직여 압박된 부위를 풀어줍니다. 이 운동은 뻣뻣한 복직근으로 인한 일자 허리와 골반의 틀어짐을 교정하는 데 매우 효과적입니다(양측을 번갈아가면서 해줍니다).

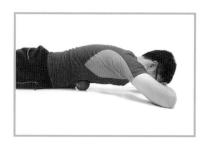

10. 장요근

  엎드린 자세로 배꼽 바로 옆 3cm에 공을 댄 후 가볍게 체중을 싣고 좌우로 움직여줍니다. 이 운동은 장요근의 뻣뻣함으로 인해 발생하는 허리뼈의 과도한 전만과 골반의 틀어짐을 교정하는 데 효과적입니다(양측을 번갈아가면서 해줍니다).

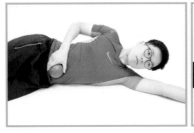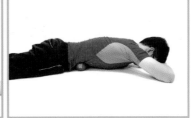

11. 장경인대

폼롤러 위에 풀고자 하는 다리 옆면을 대고 옆으로 눕습니다. 그 상태로 팔꿈치를 바닥에 대고 어깨를 이용해 몸을 위아래로 움직여줍니다. 이 운동은 장경인대를 풀어 고관절이 유연하게 만들어줍니다.

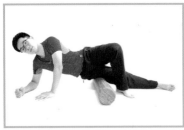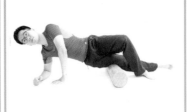

힐을 신으면 허리가 너무 아파요 :
전만 허리 교정

하루는 같이 일하는 선생님이 "오래 서 있으면 허리가 아프다"고 하셨습니다. 그래서 저는 그분에게 평소 습관을 하나하나씩 물어보았고 그 문제의 원인을 찾을 수 있었죠. 그 선생님은 작은 키 때문에 고등학교 때부터 기본 6cm 이상의 힐을 신어왔고 중요한 자리에서는 10~12cm 높이의 힐을 신는다고 했습니다. 저는 힐의 문제점을 설명하고 일상생활 교정을 부탁했으며 거기에 맞는 교정운동을 가르쳐준 결과, 그 선생님은 열치료, 전기치료를 꾸준히 받아도 낫지 않는 허리통증이 1개월 안에 좋아지는 것을 몸소 느끼게 되었습니다.

힐을 신으면 안 좋다는 것은 누구나 알고 있습니다. 그러나 직장 때문에 혹은 중요한 자리에 나가면 어쩔 수 없이 신어야 한다는 생각에 오늘도 힐을 신으시는 분들이 많을 것이라고 생각됩니다. 그렇다면 왜 힐 하나를 신었다고 해서 허리까지 아프게 되는 것일까요?

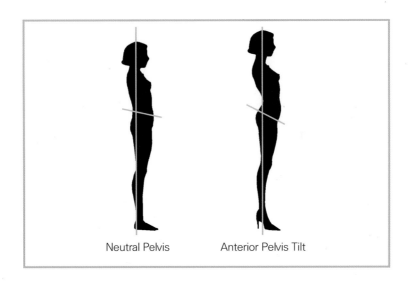

Neutral Pelvis   Anterior Pelvis Tilt

힐을 신으면 무게중심이 발 중간이 아니라 발 앞쪽으로 쏠리게 됩니다. 그러면 정상 자세일 경우 우리 몸 또한 앞으로 쏠려야 하지만, 균형을 맞추려는 반사작용 때문에 우리 몸 중 가장 취약한 곳에 문제가 생기게 됩니다. 그게 바로 허리뼈입니다.

허리뼈는 5개로 이루어져 있습니다. 위로는 심장과 폐, 머리 전체를 포함한 상체 전체를 받치고 있고, 아래로는 하체를 고정하는 넓고 단단한 골반뼈와 바로 연결되어 있어서 상체와 하체를 연결해주는 다리 역할을 합니다. 연결 다리인 만큼 골반과 흉추의 기능이 좋지 않은 사람들에게 허리는 가장 두드러지게 문제가 발생합니다. 또 뼈와 인대 자체가 안정적으로 만들어진 흉추와 골반에 비해 허리는 보호해줄 수 있는 인대나 뼈보다는 주변의 근육으로 안정성을 유지하게 됩니다. 만약 요추 주변의 근육이 어느 한쪽이 유독 약해져서 불균형해진다면 쉽게 허리가 아플 수 있는 것이죠. 이러한 특징들 때문에 치료사들에게 weak link(약한 연결부위)라고도 불립니다. 실제로 요통은 전 인구에 85%가 경험한 통증이라고 이야기됩니다. 힐을 신으면 발보다 허리의 통증을 더 많이 호소하는 이유도 여기에 있습니다.

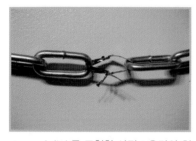

▲ weak link를 표현한 사진 : 우리의 허리는 약한 연결고리로 통증이 발생하기 쉽습니다.

요통에 이유는 굉장히 많지만 가장 흔한 문제는 바로 하이힐을 신거나 앉는 습관이 잘못되는 등의 이유로 근육이 약해져 생기는 허리전만체형으로 인한 통증입니다. 허리뼈는 섰을 때 40도의 정상적인 전만 각도를 가져야 합니다. 그러나 자세적인 문제, 혹은 잘못된 습관으로 인해서 전만 각도가 40도 이상으로 증가하면 그것을 허리전만증, 전만체형이라고 부릅니다.

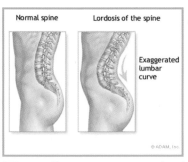

Normal spine   Lordosis of the spine

Exaggerated lumbar curve

© ADAM, Inc.

◀ 허리는 40도의 전만 각도를 가지고 있지만, 그 이상의 전만을 갖게 되면 허리에 스트레스가 과도하게 가해질 수 있습니다.

출처 : https://commons.wikimedia.org/wiki/File:Lordoz._jpg.jpg

이러한 전만 체형은 처음에는 단순히 허리가 아프지만 나중에는 허리디스크, 허리전방전위증, 후관절증후군과 같은 문제를 야기하게 되는 것이죠. 실제로 위에서 얘기한 사례의 주인공은 엑스레이를 찍었을 때 약간의 전방전위증이 있었습니다. 자신이 습관적으로 힐을 자주 신는다면 이 문제가 있는 것은 아닌지 한 번쯤은 의심해봐야 합니다.

살쪄서 허리가 아프다고?

허리 때문에 오신 많은 회원 혹은 환자분들이 이 이야기를 많이 합니다. 그리고 "본인이 살쪄서 허리가 아프다"라고 덧붙이시죠. 이 말은 틀린 말입니다(물론 예외의 경우도 존재하기는 합니다. 과도한 체중 증가로 인해 체형이 변할 수는 있죠. 그러나 이번 단원에서는 조금 더 일반적인 경우를 이야기합니다).

허리는 어느 정도 앞으로 기울어져 있어야 하는 것이 정상입니다. 섰을 때 정상적이라면 40도의 전만각도가 있어야 하죠. 그러나 이게 더 증가한다면 우리의 허리뼈는 제대로 된 기능인 충격을 흡수하고 전달하는 기능을 못 하게 되어 계속해서 스트레스가 누적되는 겁니다.

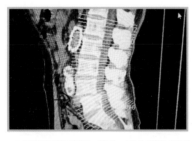

▲ 척추전방전위증 사진 : 척추뼈가 아래 척추뼈보다 앞쪽으로 밀려나와 허리통증을 유발할 수 있습니다.

힐을 자주 신거나 잘못된 운동으로 인해서 허리 전만이 심하게 된다면 스트레스가 다른 사람보다 더 빨리 누적되고 젊은 나이에도 허리가 아플 수 있습니다. 더 심할 경우, 디스크와 전방전위증 같은 문제가 생기게 됩니다. 살이 쪄서 아픈 것이 아니라 평소 습관과 잘못된 운동 방법이 골반을 전방경사가 되도록 만들고 그게 통증으로 이어지는 것이죠.

그렇다고 평생 힐을 신지 말라는 것이 아닙니다. 힐을 신어도 허리뼈가 과도하게 전만이 되지 않도록 평소에 관리하고 운동을 한다면 힐을 신더라도 아프지 않고 다닐 수 있습니다.

📝 **체크 리스트**

1. 살이 없음에도 불구하고 항상 배가 나온 듯한 느낌이 든다.

2. 골반이 앞으로 기울어져 있는 느낌이 난다(p.124 사진).

3. 허리를 뒤로 젖힐 때 불편하거나 통증이 있다.

4. 20분 이상 걷거나 앉아 있으면 허리가 불편하다.

5. 종아리가 자주 당긴다.

운동 방법

1. 데드버그

설명 : 바로 누운 상태에서 팔과 다리를 들고 숨을 뱉으면서 다리를 한쪽씩 번갈아가며 내려줍니다. 이 운동은 허리를 고정한 상태에서 사지(팔, 다리)를 움직여 허리의 안정성을 강화시켜줍니다.

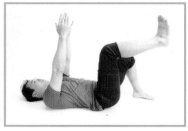
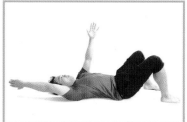

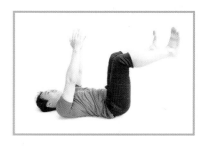

주의 다리를 내릴 때 허리가 같이 따라가지 않도록 주의합니다. 허리에서 계속 뚝뚝 소리가 난다면 다리를 내리는 운동을 하지 마시고 바로 누워서 팔과 다리를 든 후, 호흡운동만 실시합니다. 허리가 아프다면 자가근막이완법을 실시합니다.

20회씩 3세트 반복합니다.

2. 중둔근 강화 클램쉘(clam shell)

설명 : 벽을 대고 옆으로 누운 상태로 고관절은 45도, 무릎은 90도 구부린 후, 다리를 고정하고 무릎을 벌려줍니다. 이 운동은 코어근육 중 매우 중요한 중둔근을 강화시켜 허리를 안전하

게 잡아줌과 동시에 바른 체형을 유지할 수 있도록 도와줍니다.

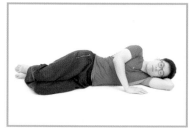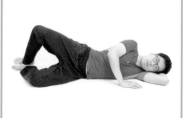

🔍 **주의** 골반이 뒤로 돌아가지 않도록 주의합니다.

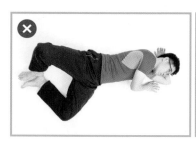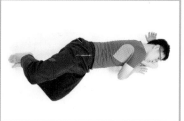

강도가 너무 약하다고 생각된다면 무릎 사이에 밴드를 끼고
실시합니다. 통증이 있다면 자가근막이완법을 실시합니다.

30회씩 3세트 실시합니다.

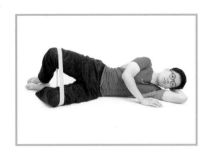

3. 사이드 플랭크

옆으로 누운 자세에서 팔꿈치를 어깨높이만큼 맞춰주시고 몸을 일자로 만든 후, 골반을 들어줍니다. 이 운동은 허리 주위 근육 중 골반을 뒤로 기울어지게 만드는 근육인 외복사근과 주위 근육들을 단련해 체형을 바로잡아줍니다.

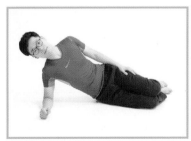 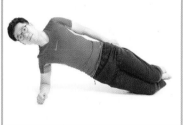

🔍 **주의** 몸을 일자로 유지하면서 하기 위해서 가능하다면 거울을 앞에 두고 실시합니다. 처음 시작은 무릎을 대고 시작하고 몸에 완전히 익숙해진다면 무릎을 펴고 실시합니다.

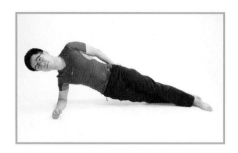

　팔꿈치가 어깨보다 높게 올라가면 어깨가 아플 수 있기 때문에 팔꿈치와 어깨의 각도는 일자를 유지해줍니다.

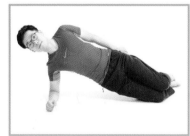 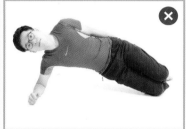

　10초씩 5회 번갈아가며 3세트 실시합니다.

야구를 하고 나면 엉덩이부터
무릎까지 저려요 :
틀어진 고관절과 골반

40대 초반의 남성분이 병원을 방문했습니다. 어렸을 때부터 운동을 좋아했던 환자분은 175cm 정도의 키에 상체가 길고 다부진 몸을 가지고 있었습니다. 당시 매일 헬스장에서 운동을 했으며 취미는 야구와 골프였습니다. 환자분은 운전할 때 오른쪽 다리가 저리는 증상이 2주 전부터 나타났다고 했습니다. 처음에는 괜찮다가 30분 이상 운전을 하다 보면 엉덩이가 심하게 저리는 증상이 나타나 디스크가 생긴 것은 아닌가 걱정이 되어 병원을 방문한 것입니다.

회사가 끝나면 저녁에는 차를 몰고 대학원에 가셨는데, 운전 중에는 통증이 있지만 수업을 들을 때는 운전하는 것만큼은 불편감은 없었습니다. 환자분은 스스로 자신의 통증을 분석해봤고,

서서 손끝으로 발 닿기를 하면(체전굴) 다리 뒤에서 무릎까지 쭉 저리는 느낌이 나타났으며 누운 자세에서 허벅지를 가슴 쪽으로 당기면 다리가 저리는 느낌이 나타나는 것을 확인했습니다.

취미가 체형을 바꾼다?

환자분이 주로 했던 취미는 야구와 골프였습니다. 야구는 어렸을 때부터 꾸준히 해서 현재도 사회인 야구단에서 활동했습니다. 이 2가지 운동의 공통점은 강력한 몸통 회전이 들어가는 한 방향으로만 회전하는 운동이라는 것입니다.

예를 들어, 오른손잡이인 환자분은 야구 배트를 잡을 때 왼 다리가 앞으로 나온 자세를 취하며 목표지점을 바라보게 됩니다. 투수가 공을 던지면 뒷다리(오른다리)가 지면을 바깥쪽으로 밀며 골반과 몸통을 왼쪽으로 강하게 회전하도록 힘을 전달하고 몸통의 회전에 발맞춰 팔이 같이 따라가 공을 타격합니다. 타자가 공을 치기 직전에 앞다리를 들었다가 배트를 휘두르는 모습은 뒷다리의 체중을 앞으로 전달하며 회전력을 만드는 것을 잘 보여주죠. 골프는 다리를 움직이지는 않지만, 백스윙을 끝내면 뒷다리(오른다리)에 힘을 줘 골반을 왼쪽으로 강하게 돌려 피니쉬 동작까지 가도록 합니다.

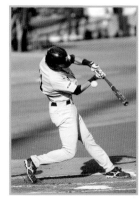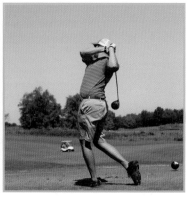

▲ 야구선수, 골프선수들은 공을 치는 힘을 강하게 하기 위해 하지와 몸통을 사용합니다.

오른손잡이였던 환자분은 야구와 골프를 할 때 오른쪽에서 왼쪽으로만 골반 회전을 했을 것이며, 그런 일방적인 한쪽 회전운동은 골반을 왼쪽으로만 쉽게 돌아가게 만들 것입니다. 이렇게 한쪽으로 틀어진 골반은 허리 디스크나 고관절 충돌증후군 같은 문제를 포함해 많은 문제를 일으킬 수 있는데, 그러한 문제 중의 하나가 이상근 증후군(좌골신경통)입니다. 엉덩이 심부에 붙어 있는 근육인 이상근 밑에는 우리 몸에서 가장 굵은 신경줄기가 내려가는데, 바로 좌골신경입니다. 좌골신경은 우리 다리 뒤부터 발바닥까지 쭉 연결되어 하지 전체를 조절하는 신경입니다.

만약 무리하게 위에 설명드렸던 회전운동을 하면 이상근이 단축되고 좌골신경이 지나가는 공간을 좁혀서 좌골신경을 자

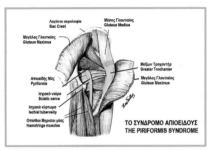

출처 : https://commons.wikimedia.org/wiki/
File:Piriformis_syndrome_(1).jpg

극하게 되는데, 그것이 바로 이상근 증후군(좌골신경통)입니다. 이상근 증후군은 다리 저리는 증상이 디스크와 비슷해 종종 디스크로 오인받기도 하죠.

 실제 회원님은 야구를 한 직후에는 잘 모르지만, 조금 지나면 엉덩이부터 무릎까지 쭉 전기가 오는 듯이 저리다고 했습니다. 테스트를 해보면 편하게 섰을 때, 오른발이 바깥쪽으로 벌어져 있었습니다. 오른쪽 다리를 바깥으로 미는 외회전근이 단축이 심해 내회전 테스트를 하면 제한이 많이 되었습니다.

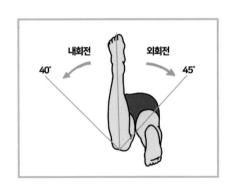

◀ 엎드린 자세에서 실시하는 고관절 회전 테스트. 고관절의 외회전근이 단축된다면 내회전에 제한이 생길 수 있습니다.

 어떤 일이나 취미든 간에 한 방향의 반복적인 움직임은 그 방향대로 몸이 움직이기 쉽도록 체형이 바뀌게 됩니다. 이번 챕터에서는 야구와 골프를 예로 들었지만, 이러한 증상은 한쪽으로만 돌리는 동작을 많이 하는 테니스, 스쿼시, 배드민턴 같은 모든 운동에 똑같이 적용됩니다. 그리고 일할 때 한쪽으로 물건을 옮기는 반복작업 또한 같은 문제를 유발할 수 있습니다. 컴퓨터 앞에서 게임을 오래한다면 머리가 앞으로 나와 거북목이 되기 쉬운 것처럼 말이죠. 특히 이렇게 야구나, 골프같이 한 방향으로만 회전하는 운동은 몸의 불균형을 가속하기 쉽습니다. 이런 취미를 가지고 있는 분들은 한쪽으로 스윙운동 하는 것뿐만 아니라 반대쪽으로도 스윙운동을 해주고 이번 챕터에서 배우는 체형교정운동을 반드시 해주셔야 합니다.

🖊 체크 리스트

1. 허리가 지속적으로 불편하다.

2. 자신의 취미가 골프, 야구 같이 주로 한쪽으로만 회전하는 운동이다.

3. 하는 일이 한쪽으로만 몸을 돌리는 일이다(택배, 제조업 등).

4. 이상근 스트레칭 혹은 엉덩이 근육을 스트레칭해보면 한쪽이 다른 쪽보다 뻣뻣함이 심하다(P.136 비둘기자세 참조).

5. 운전하거나 푹신한 소파에 앉아 있으면 다리가 저린 느낌이 난다.

운동 방법

1. 비둘기 자세

무릎을 접어 정강이가 정면을 보게 앉은 후, 반대쪽 다리는 뒤로 뻗은 상태에서 바닥에 앉습니다. 다리의 자세를 유지하고 몸을 앞으로 숙여 엉덩이 근육을 스트레칭합니다.

이 운동은 뻣뻣한 둔근을 풀어줌으로써 고관절이 훨씬 유연하게 움직이도록 만들어주어 허리통증과 골반 교정에 매우 효과적입니다.

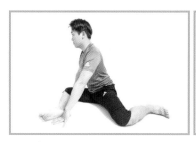 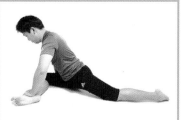

🔍 **주의** 골반에서 찝히는 느낌이 있다면 멈추고 자가근막이완법을 실시합니다.

30초씩 5회 교대로 실시합니다.

2. 무릎 펴고 힙힌지

양 손을 골반에 대고 꼿꼿하게 섭니다. 허리는 곧게 편 자세를 유지하면서 고관절이 움직일 수 있을 만큼만 엉덩이를 뒤로 빼서 10초간 유지하고 천천히 원위치로 돌아옵니다. 뒤쪽 햄스트링이 너무 당긴다면, 살짝 무릎을 구부리도록 합니다. 이 운동은 허리뼈 대신 튼튼한 고관절을 사용해 허리가 다치는 것을 예방할 뿐만 아니라 골반의 교정에도 매우 효과적입니다.

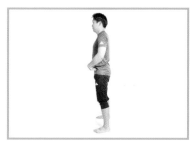 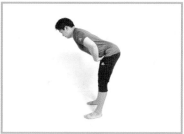

🔍 **주의** 허리가 말리지 않도록 척추는 일자를 유지해줍니다. 통증이 있다면 자가근막이완법을 실시합니다.

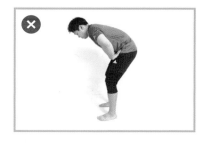

10초씩 10회 3세트 실시합니다.

3. 햄스트링 스트래칭(외측)

바로 누운 자세에서 밴드를 발중간에 걸고 기초운동에서 배웠던 햄스트링 스트래칭과 똑같이 하지만 추가로 내측으로 발을 당겨줍니다. 이 운동은 외측 둔근, 햄스트링, 종아리 등 전반적인 근육들을 늘려주어 골반이 과도하게 벌어지는 것을 교정합니다.

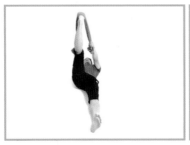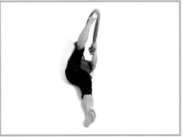

🔍주의 무릎관절이 아프면 멈추고 자가근막이완법을 실시합니다. 무릎을 펴는 느낌보다는 뒤꿈치를 하늘로 밀어낸다는 느낌으로 실시합니다.

30초씩 3세트 번갈아 실시합니다.

4

앉아 있으면 허리가 아파요 : 일자 허리 교정

　한 남성분의 이야기입니다. 신장이 186cm에 체중이 92kg 정도 되는 건장한 분이었습니다. 스스로 느끼기에 평소에 자세가 좋지 않다고 느낀 회원님은 몸이 전반적으로 뻣뻣한 느낌을 받으며 피로감이 항상 있다고 해서 병원을 찾았습니다. 이분의 가장 큰 문제점은 바닥에 앉는 것이 특히나 힘들다고 하셨는데, 좀 오래 앉아 있다 싶으면 허리가 쉽게 피곤하고 서서히 아파진다는 것입니다. 일 자체도 평상시 8시간 이상 앉아서 하고, 평소 출근 거리가 1시간 30분 이상이라 버스를 타고 가느라 앉아 있는 시간이 너무 길어 힘들었습니다. 허리가 아플 때는 일어나 허리를 좀 펴면 허리는 괜찮아지지만, 다리가 피로해서 힘들다고 했습니다. 회사에 도착하고 나면 때때로 회의에 곧장 가는데 그럴 때면 연속해서 앉아 있게 되어 통증이 더 심해졌습니다.

검사해보니 환자분은 허리가 만곡이 전혀 보이지 않고 등부터 허리가 편평한 모습이 눈에 띄었습니다. 하체는 다른 사람들에 비해 유독 뻣뻣해서 바닥에서 무릎을 꿇으면 엉덩이가 뒤꿈치에 닿질 않았고 누워서 양쪽 다리를 가슴 쪽으로 당기면 허벅지가 배에 닿기는커녕 무릎이 간신히 엉덩이를 넘어서는 정도였습니다. 서서 앞으로 숙일 때는 골반과 허리가 동시에 숙여야

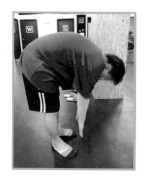

하는데 뻣뻣한 하체 때문에 허리만 구부러져서 허리가 불룩하게 튀어나오는 모습을 보였습니다.

◀ 앞으로 숙이는 테스트 모습 : 고관절이 뻣뻣하여 허리가 불룩하게 튀어나온 것을 확인할 수 있습니다.

키 큰 사람은 일자 허리가 되기 쉽다?

환자분은 학창시절부터 오랫동안 버스를 자주 타는 생활을 했다고 합니다. 그래서 버스에 앉아서 자는 시간이 많았는데, 의자에 앉을 때면 언제나 특유의 자세가 있다고 합니다. 키가 큰 환자분은 버스에 곧은 자세로 앉게 되면 등받이보다 자신의 상체가 너무 길어져 잠을 자기가 불편하다고 합니다. 그래서 엉덩

이를 의자 앞으로 쭉 빼고 등을 둥그렇게 말아서 눕듯이 앉으면 목이 버스 등받이 끝부분에 걸쳐져 몸의 뉘어 잠을 잘 수 있다고 했습니다. 이러한 구부정한 자세를 오래한다면 등뿐만 아니라 허리가 구부러지며 몸통 뒤쪽의 근육과 인대들이 과도하게 늘어날 수 있습니다.

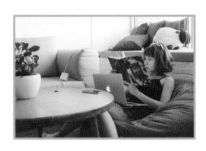

◀ 구부정하게 앉는 자세를 취하면 허리 뒤쪽의 인대와 근육들이 과도하게 늘어나게 됩니다.

그리고 키가 큰 사람들은 키가 작은 사람들에 비해 일상생활에서 허리를 구부리게 되는 경우가 많이 있습니다. 키가 작은 사람들에 비해 키 큰 사람들은 다른 사람보다 다리도 길어서 다리가 짧은 의자나 푹신한 소파 같은 의자에 앉으면 엉덩이가 무릎보다 더 낮게 앉게 됩니다. 엉덩이를 무릎보다 낮게 해서 앉으면 엉덩이를 따라 허리는 훨씬 구부러지기가 더 쉽습니다. 더군다나 환자분처럼 고관절이 뻣뻣해서 제대로 구부리지도 못하는 사람이 오랜 시간 앉아서 일하게 되면 다리 대신 허리가 더 구부러지는 것은 당연한 일입니다.

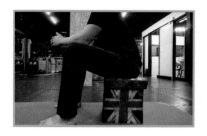

◀ 무릎관절이 고관절보다 높이 위치하면 허리는 자연스럽게 구부러지게 되어 허리에 악영향을 끼칩니다.

    이런 유형을 가진 분들은 대체로 일자 허리를 가지고 있는 경우가 많습니다. 이러한 문제를 해결하기 위해서는 고관절이 잘 구부러지도록 해야 하고, 두 번째는 허리가 잘 펴지도록 운동해야 할 뿐만 아니라 허리가 지속적으로 펴질 수 있도록 일상생활에서 영향을 주는 요소를 바꿔야 합니다. 앉는 자세는 뒤에 일상생활 습관교정 파트의 앉는 자세(p.243)를 참고하시기 바랍니다.

✎ 체크 리스트

1. 섰을 때 허리가 일자로 보인다.

2. 대퇴부 뒤쪽이 과도하게 당긴다(햄스트링 파트).

3. 1시간도 안 돼서 허리가 불편하고, 불편함이 심하면 다리까지 저리거나 당긴다.

4. 앞으로 숙이는 동작을 할 때, 손이 땅끝에 닿지 않고 무릎 정도밖에 오지 않는다. 허리가 과도하게 말린다.

5. 30분 이상 앉아 있기 힘들다.

운동 방법

1. 버드독

네발 기기 자세에서 양팔과 다리를 대각선으로 들어 올려 코어 근육을 강화합니다. 이 운동은 일자 허리를 교정해줄 뿐만 아니라 기본적인 코어근육을 강화해 허리 통증에도 매우 효과적입니다.

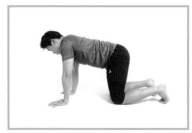 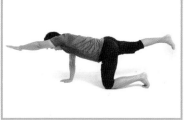

🔍 주의 다리를 들 때 허리가 아래로 꺾이지 않도록 주의해줍니다. 골반이 돌아가지 않도록 주의합니다. 손목이 아플 경우 주먹을 쥐고 실시합니다. 어깨가 아픈 경우 자가근막이완법을 실시합니다.

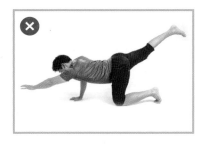

20회씩 3세트 실시합니다.

2. 장요근 당기기

바로 누운 자세에서 양다리에 밴드를 걸고 한쪽은 무릎을 가슴 쪽으로 당기고 반대쪽은 반대 방향으로 뻗어줍니다. 이 운동은 장요근을 강화시켜 일자 허리가 정상 위치에 올 수 있도록 만들어주는 역할을 합니다.

🔍 **주의** 다리를 뻗을 때 허리에 소리가 계속 난다면 멈추고 호흡운동을 실시합니다. 통증이 있다면, 자가근막이완법을 실시합니다.

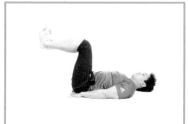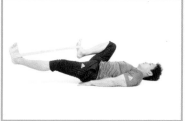

5초씩 좌우 번갈아가며 20회 3세트 실시합니다.

3. 데드리프트

챕터 3의 '야구를 하고 나면 엉덩이부터 무릎까지 저려요'에서 배웠던 힙힌지 동작(p.137)을 꼭 숙지하고 오시기 바랍니다. 가벼운 덤벨을 들고 바로 선 자세를 취합니다. 이때 발끝은 약 15~20도 밖으로 돌립니다. 무릎을 살짝 구부리며 허리를 바르게 유지하며 힙힌지 동작을 합니다.

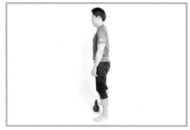 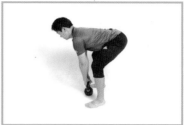

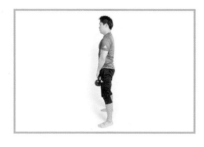

이 운동은 일자 허리를 장
요근과 기립근을 사용해 교정
하는 방법입니다.

🔍 주의 허리가 구부러지지 않도록 주의합니다. 허리가 구부러진다면 전
챕터의 힙힌지운동을 실시합니다. 허벅지 뒤 근육이 너무 짧아 바닥에서 덤
벨을 들 수 없다면 덤벨을 블록 위에 올려둔 상태에서 하고 조금씩 높이를
낮춥니다. 허리가 아프다면 자가근막이완법을 실시합니다.

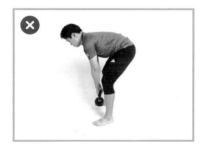

5

뼈 소리가 나면
교정되는 게 아닌가요? :
불안정한 허리 교정

출근 후 무거운 마음을 가지고 앉아서 일하는 직장인을 생각해봅시다. 그는 손은 키보드에, 눈은 모니터에 고정시킨 채, 지속적으로 업무를 이어나갈 것입니다. 그러면 머지않아 그의 허리는 가만히 있지 말고 움직이라는 신호를 몸에 보냅니다. 그러면 반사적으로 허리를 비틀어 뼈 소리를 낸 후 허리가 교정된 느낌을 가지고 다시 일에 몰두합니다. 주변을 보면 이런 경우를 많이 볼 수 있을 것입니다.

제게 오시는 많은 분들이 실제로 카이로프락틱을 할 때도 뼈 소리를 내니까 앉아서 허리를 돌려 뼈 소리 내는 것 또한 교정하는 것이 아니냐고 물어보십니다.

직장인들 중 대부분이 앞의 사례에 공감하실 것이라 생각됩니다. 허리를 돌리면 혹은 뼈 소리를 내면 조금 시원하니까 이게 마치 뻐근한 허리가 교정된다고 생각되어 지속적으로 하는 경향이 있습니다. 과연 맞는 것일까요?

내가 지금 하고 있는 동작이 좋지 않은 걸까?

뼈 소리를 내는 것은 좋은 것도 있지만, 안 좋은 것도 대단히 많죠. 특히나 이번에 말씀드리는 의자에 앉은 상태에서 몸을 돌리는 것은 제가 최악으로 뽑는 동작입니다.

허리를 삐끗하는 경험은 다들 한 번쯤은 있을 거라 생각됩니다. 내가 화분을 들든 혹은 바닥에 있는 박스를 들든 어떤 동작에서 불시에 찾아오는 증상이죠. 많은 경우가 허리를 삐끗할 때 단순히

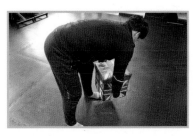

▲ 허리가 다치기 쉬운 자세 : 물건을 들 때 옆으로 허리를 숙이면 매우 위험합니다.

몸을 숙여서 물건을 드는 것보다 몸을 숙임과 동시에 옆으로 돌리며 물건을 들 때 삐끗하는 경우가 훨씬 많습니다. 허리는 원래 회전이 잘 일어나지 않게 만들어졌지만, 무리하게 회전

하면서 물건을 드니 스트레스가 한 번에 실리면서 삐끗하는 거죠.

우리가 무의식적으로 뻐근한 허리를 교정하기 위해 했던 허리를 돌리는 동작이 오히려 허리를 망가트리고 있던 것입니다.

우두둑 소리를 내면 시원한데?

앉아서 허리를 비틀어보면 우두둑 소리가 나면서 잠깐 동안 시원해지는 것을 느낄 수 있을 것입니다. 이 소리는 뼈와 뼈 사이에 있는 관절낭 안의 질소가 빠져나오면서 나오는 소리로, 나쁜 것은 아닙니다.

그러나 허리뼈를 반복적으로 돌려서 소리를 내면 그 소리 난 부위가 불안정성이 생기고 그로 인해 작은 스트레스가 누적되어 나중에 큰 문제 즉 디스크, 후관절증후군 등 허리의 문제를 야기하는 것입니다.

수적천석(水滴穿石)이라는 말이 있습니다. 물방울이 바위를 뚫는다는 뜻이죠. 작은 문제가 쌓이면 언젠간 큰 문제가 발생합니다.

나도 모르게 돌아가고 있는 허리뼈

허리뼈는 굉장히 특이한 움직임을 가지고 있습니다. 만약 몸을 옆으로 기울이는 동작을 하면 허리뼈 반대쪽으로 회전하죠. 그 이유는 관절이 어긋나는 것을 막기 위해 자연스럽게 만들어지는 뼈의 움직임인데, 이것을 커플 모션(couple motion)이라고 합니다. 이러한 커플 모션이 나타나는 운동이 사이드 밴딩이라는 운동입니다. 그래서 사이드 밴딩은 허리가 아픈 사람들에게는 절대적으로 금기입니다.

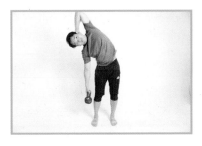

▲ 사이드 밴딩은 허리를 돌리는 동작이 생겨 허리에 악영향을 끼칠 수 있습니다.

허리 회전은 운동할 때뿐만 아니라 의자에 앉아서 몸을 옆으로 구부려 자연스럽게 책상 서랍에서 무언가를 꺼낼 때 발생할 수 있습니다. 즉 내가 허리를 굳이 돌리지 않더라도 오래 앉아 있으면 허리의 안정성이 떨어져 허리가 다칠 확률이 올라가는데, 거기다 자기 스스로 허리뼈를 돌려준다면 문제는 더욱 가속됩니다.

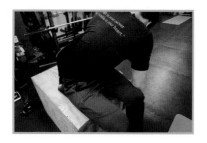

◀ 앉아서 허리를 돌리는 동작은
자칫 허리에 많은 스트레스를
가할 수 있습니다.

무의식적으로 허리를 돌리는 동작이 허리뼈가 불안정한 체형
을 만들고 통증으로 이어지는 것입니다. 그래서 허리가 아프다
면 허리를 돌리는 동작을 최대한 절제하며 뒤에 설명하는 운동
들을 꾸준히 해줘야 합니다.

📝 **체크 리스트**

1. 오래 앉아 있으면 나도 모르게 습관적으로 돌려 소리를 낸다.

2. 허리를 뒤로 젖히면 아프다.

3. 몸통을 돌려 일해야 하는 경우가 많다(물건을 드는 등).

4. 엑스레이에 특별히 나오는 것이 없지만 지속적인 허리 통증이
   있다.

5. 1시간 이상 앉아 있으면 아프다.

운동 방법

1. 중둔근 강화 클램쉘(clam shell)

벽을 대고 옆으로 누운 상태로 고관절은 45도 무릎은 90도 구부린 후, 다리를 고정하고 무릎을 벌려줍니다. 이 운동은 허리를 잡아주는 아주 큰 코어근육 중 중둔근을 강화시켜 허리를 안전하게 잡아줌과 동시에 바른 체형을 유지할 수 있도록 도와줍니다.

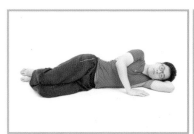 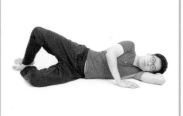

🔍 **주의** 골반이 뒤로 돌아가지 않도록 주의합니다. 강도가 너무 약하다고 생각된다면 무릎 사이에 밴드를 끼고 실시합니다. 통증이 있다면 자가근막 이완법을 실시합니다.

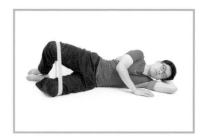

30회씩 3세트 실시합니다.

2. 힐슬라이드

바로 누운 자세에서 한쪽 다리를 가슴 쪽으로 끌어당겨 손으로 잡습니다. 반대쪽 다리는 뒤꿈치가 바닥에 닿게 유지하며 무릎을 천천히 펴고 5초간 머물렀다가 천천히 원위치로 돌아옵니다. 이때, 허리가 뜨거나 골반이 과도하게 기울어지면 안 됩니다.

이 운동은 사지(다리)가 움직일 때 허리가 안전하게 유지될 수 있도록 근육을 늘려줌과 동시에 허리의 안정성을 만들어 체형 교정에 매우 효과적입니다.

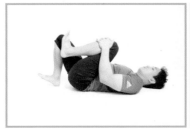 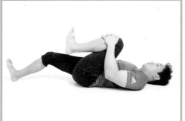

🔍주의 발뒤꿈치를 대고 발목을 들어주는 힘을 유지하면서 다리를 펴줍니다. 다리를 펴는 중간에 근육이 너무 짧아 허리가 들린다면, 허리가 들리기 전 범위까지만 실시합니다.

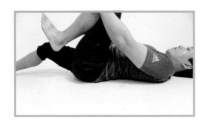 통증이 있다면 자가근막이완법을 실시합니다.

10회씩 번갈아가며 5세트 실시합니다.

3. 네발 기기

네발 기기 자세에서 손과 다리를 교대로 앞으로 기어갑니다. 이때 허리가 너무 움직이지 않도록 최대한 고정된다는 느낌을 가지면서 앞으로 혹은 뒤로 기어갑니다. 만약 이 동작이 쉽다면 무릎을 살짝(3~5cm) 정도 띄워주시고 똑같은 동작을 실시합

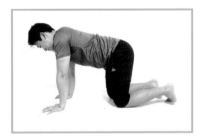

니다. 이 운동은 허리의 안정성을 키우고 체형 교정을 하는 데 매우 효과적인 운동입니다.

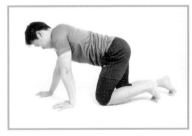
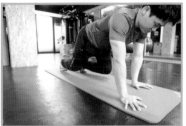

🔍 **주의** 손목이 아프다면 주먹을 쥐고 시도해봅니다. 딱딱한 바닥에서 주먹을 쥐면 통증이 있으니 요가 매트 위에서 움직이는 연습을 합니다.

앞으로 5번, 뒤로 5번 3세트 실시합니다.

6

치마가 돌아가요 :
틀어진 골반 교정

골반은 몸통의 안정적인 바닥을 형성하는 구조물이며 몸통과 하지를 연결하는 부위입니다. 골반이 틀어지면 아래로는 고관절과 발에 영향을 끼치고, 위로는 허리로 연결되어 등과 목까지 영향을 주니까 말이죠. 이렇게 커다란 영향을 끼치는 만큼 실제로 도수치료를 하는 물리치료사들은 골반을 교정하는 것을 가장 중요한 치료 중 하나라고 생각합니다. 골반은 중요한 만큼이나 그 움직임 또한 다양해, 교정하기도 어려워서 이 책으로 다 설명을 하기에는 한계가 있습니다. 하지만 무엇이든 가장 일반적인 것이 있기 마련이죠.

다음 사례는 여러 가지 골반이 틀어지는 형태 중에서 가장 흔하게 발생한 예로, 실제 주변에서도 많이 볼 수 있는 경우입니다. 만약 자신이나 주변에 이러한 사람이 있다면 같이 운동해보면 좋을 것 같습니다.

주말마다 지방에서 서울로 올라와 치료를 받은 30대 초반의 여성분이었습니다. 예전에 가벼운 교통사고가 있어서 엑스레이를 찍었는데, 자신의 체형이 틀어진 것을 발견했다고 합니다. 이 분은 자신의 상태를 담담하게 받아들일 수 있었는데, 평상시 자신이 치마를 입고 바닥에 앉을 때가 있으면, 다리를 모아 왼쪽으로 놓고 앉으면 편하지만, 오른쪽으로 다리를 놓고 앉으면 많이 불편한 느낌이 들었다고 하더군요. 또 일이 끝나 옷을 갈아입으면 치마가 한쪽으로 돌아가 있는 것을 자주 보며, 이미 엑스레이를 보기 이전에도 "나는 골반이 틀어졌구나"라고 생각했다고 합니다. 한동안 직장 근처에서 도수치료를 받아 통증은 나아지고 사정상 집 근처에서 운동하기 위해 제가 있는 운동센터에 왔습니다. 통증은 없지만, 골반이 틀어진 것이 자기가 느끼기에도 심해서 운동을 통해 체형을 바꿔보고자 방문했다고 합니다.

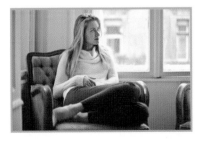

◀ 무릎을 한쪽으로만 돌려 앉으면 골반이 함께 돌아갈 수 있습니다.

체형을 보니 바지가 시계 방향으로 많이 돌아가 있는 것이 저의 눈에도 들어왔습니다. 왼쪽 발아치가 오른발에 비해 무너져 있었지만, 다행히 허리나 골반에는 통증이 있지는 않았다고 했습니다.

골반이 회전한다?

이분은 뒤에서 봤을 때 바지선이 왼쪽으로 돌아가 있고 왼쪽 발의 아치가 무너져있었습니다. 이러한 특징이 있다면 대부분 왼쪽은 골반이 전방으로 회전되어 있는 것이고 오른쪽은 후방으로 회전되어 있습니다.

골반은 전방, 후방으로 회전할 수 있습니다. 우리가 허리를 똑바로 폈을 때 골반은 앞쪽으로 기울어지는데 이것을 우리는 골반의 전방회전이라 합니다. 반면에 허리를 구부정하게 만들 때 골반은 뒤쪽으로 빠지며 회전을 하는데, 이것을 우리는 후방회전이라고 합니다. 전방, 후

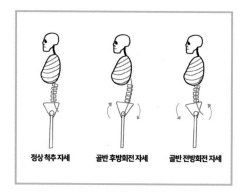

정상 척추 자세   골반 후방회전 자세   골반 전방회전 자세

◀ 골반의 정렬에 따른 전방회전 후방회전

방 회전은 앉아 있을 때처럼 좌우 골반이 항상 같이 움직이는 것이 아니라 대조적으로 일어나기도 합니다.

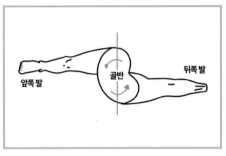

▲ 걸음걸이에 따라 골반은 끊임없이 회전합니다.

예를 들어, 우리가 조깅하는 모습을 상상해 보세요. 왼다리를 딛고 오른다리를 당겨 나아갈 때 왼다리 위를 몸통이 앞으로 지나가면 왼쪽 골반은 앞쪽으로 기울어지며 회전하게 됩니다. 반면에 몸보다 앞으로 나온 오른다리의 골반은 뒤쪽으로 기울어지는 모습을 보일 것입니다. 조깅뿐만 아니라 걷기나 앉아서 생활할 때도 이런 골반의 회전은 늘상 일어나는데, 만약 오랜 시간 다리를 꼬며 앉거나, 책상에 몸통을 틀어 매일 컴퓨터를 오래하거나, 책상에 엎드리는 것이 습관인 사람들은 한쪽 골반은 전방 회전되고 다른 한쪽 골반은 후방 회전이 되어 마치 골반이 한쪽으로 돌아가 보이는 모습을 보이게 됩니다. 그럴 경우, 전방 회전된 쪽의 무릎은 안쪽으로 회전하는 내회전이 되며 발도 아치가 무너지는 형태가 됩니다. 전방 회전이 되어 있는 왼쪽 발이 같이 무너져 내린 것입니다.

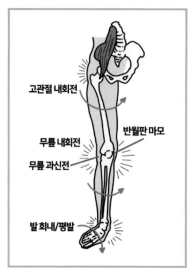

고관절 내회전

무릎 내회전

반월판 마모

무릎 과신전

발 회내/평발

이것을 교정하기 위해서는 전방 회전된 골반은 후방 회전과 아치를 만드는 엉덩이 근육 강화하는 운동을 해야 하며 후방 회전된 골반은 전방 회전이 잘되도록 골반 앞쪽 근육을 강화하는 운동을 해야 합니다.

▲ 골반 한쪽이 앞으로 회전한다면 그쪽 무릎은 내회전되고 결국 아치가 무너지기 무릎의 문제와 허리의 문제를 일으키기 쉽습니다.

🔍 주의 좌우의 골반을 체형 교정하는 것은 특히나 조심해야 하는 부분입니다. 일반인이 하기에는 복잡한 문제들로 얽혀 있기 때문이죠. 그렇기에 만약 골반이 돌아가는 것 외에 허리 통증이 심하거나 무릎 통증이 심하다면 우선 병원에 가서 정확한 방사선검사와 진단을 받아보고 운동을 해보는 것이 좋습니다. 일주일을 해도 효과를 못 느끼거나 혹은 더 불편한 느낌이 있다면 이 운동을 하지 마시고 다음에 나오는 골반 리셋운동만 실시합니다.

✎ 체크 리스트

1. 평상시 자신의 바지, 치마가 한 쪽으로 돌아간다.

2. 다리 한쪽의 바지만 끌린다.

3. 신발 밑창이 다르게 닳는다.

4. 섰을 때 한쪽 무릎뼈가 안쪽으로 돌아가 있다.

5. 다리를 꼬는 습관이 있다.

운동 방법

1. 무릎 올리기운동

일자 허리운동과 자세는 같지만 한쪽만 하는 것입니다. 바로 누운 자세에서 양다리에 밴드를 겁니다. 거울을 봤을 때, 치마가 돌아간 쪽 다리를 위로 올리고 반대쪽 다리는 아래로 뻗어 줍니다. 이때 만약 더 불편하거나 통증이 있다면 억지로 하지 마시고 다음에 설명된 골반 리셋운동을 해주셔야 합니다. 이 운동은 틀어진 골반을 장요근을 이용해 제 위치에 맞춰놓는 운동으로 골반 교정에 매우 효과적입니다.

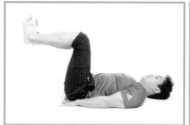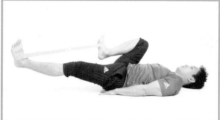

주의 번갈아가며 실시하지 않습니다. 통증이 있다면 자가근막이완법을 실시합니다. 일주일을 해도 효과를 못 느끼거나 혹은 더 불편한 느낌이 있다면 이 운동을 하지 마시고 골반 리셋운동만 실시합니다.

10초씩 10회 3세트 한쪽만 실시합니다.

2. 긴 다리 앞으로 해서 런지운동(몸통 회전동반)

런지 자세에서 몸통을 반대로 틀어줍니다. 일반적인 런지와 다른 점은 거울을 봤을 때 치마가 돌아간 쪽 다리가 뒤로 올 수 있도록 해주셔야 합니다. 이 운동은 런지 자세를 통해 골반을 교정해주고 몸을 돌림으로써 무릎이 틀어지는 것을 막아줍니다.

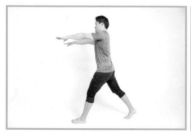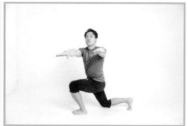

Q 주의 번갈아가며 실시하지 않습니다. 발바닥이 바닥에서 들리지 않도록 주의합니다. 발의 감각을 키우기 위해 가능하면 맨발로 실시합니다. 통증이 있다면 자가근막이완법을 실시합니다. 일주일을 해도 효과를 못 느끼거나 혹은 더 불편한 느낌이 있다면 이 운동을 하지 마시고 골반 리셋운동만 실시합니다.

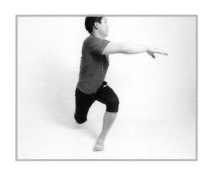

10회 3세트 실시합니다.

3. 골반 리셋운동

바로 누운 자세에서 양다리를 무릎을 90도 구부리고 들어줍니다. 그 후에 손을 이용해서 한쪽 다리는 올리는 힘을 막아주고 반대쪽 다리는 내리는 힘을 막아줍니다. 5초를 유지한 후 반대 자세로 5초 유지를 합니다. 양쪽 모두 5초씩 유지 하면 곧바로 양 무릎에 수건을 껴서 10초간 조여줍니다. 이 방법을 10세트 실시합니다.

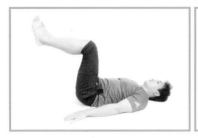
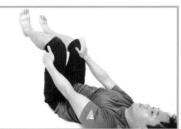
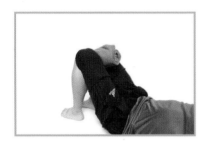

🔍 주의 골반에 집히는 느낌이 있다면 호흡운동을 실시합니다. 통증이 있다면 자가근막이완법을 실시합니다.

　다리의 움직임을 막는 힘은 5초를 유지하고 무릎 사이에 베개를 조이는 힘은 10초를 유지합니다.

　각각 10회 5세트 실시합니다.

7

서 있으면 골반 앞이 저려요 : 후만 골반 자세 교정

　운동을 좋아하는 20대 후반 한 여성이 있었습니다. 최근에 크로스핏이 재미있어 보여서 해봤는데, 스쿼트를 할 때 발등과 골반 앞이 저리는 느낌이 났다고 합니다. 저리는 정도가 심해서 크로스핏은 그만두었고, 약 2개월 정도 지난 뒤 저를 찾아왔습니다. 운동을 그만두니 저리는 정도는 줄어든 상태였습니다. 이렇게 골반 앞이 저린 것은 고등학교 때부터 시작됐다고 합니다. 오래 걷거나 서 있으면 다리 앞쪽이 저리는 느낌이 났는데 시간이 지나면서 사라졌다가 나타나기를 반복했다고 합니다. 그리고 이분은 통증도 신경이 쓰였지만, 한 가지 콤플렉스가 있었는데 바로 엉덩이였습니다. "제 엉덩이가 좀 밋밋해서 그런데 이런 것도 체형 교정이 가능한가요? 해외여행을 가서 비키니를 입고 싶은데 엉덩이가 너무 밋밋해서 자신감이 없어요", "운동할 때 하체운동은 잘 안 했었나요?"라고 묻자, "스쿼트 같은 운동을 하면 허벅지에만 힘이 들어가고 엉덩이는 힘이 잘 안 들어가요"라고 답하셨습니다.

좀 더 확인하기 위해 거울 앞에 서서 환자의 상태를 관찰했습니다. 골반을 앞으로 쑥 내밀고 있어서 무릎이 엉덩이보다 더 뒤에 있는 듯 보였습니다. 그리고 엉덩이는 보통보다 납작한 모습을 하고 있었으며 무릎 사이가 손가락 3개가 들어갈 만큼 오다리를 가지고 있었습니다.

체전굴 테스트(사진 참조)를 해보니 손이 무릎 아래를 겨우 지나는 정도밖에 숙어지지 않았습니다. 그분은 "어렸을 때부터 뻣뻣하다는 이야기를 많이 들었어요. 이걸 하면 허벅지 뒤쪽이 엄청 땡겨요"라고 말해주었습니다.

저는 이분이 엉덩이가 밋밋한 것과 오다리인 체형의 이유가 같은 것이라고 생각했습니다.

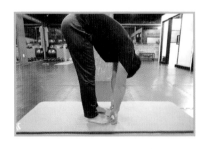

◀ 앞으로 상체를 숙여보는 검사

우리가 알기로는 '엉덩이 근육이 밋밋해서 크게 만들려면 스쿼트 아니면 엉덩이 근육을 사용하는 힙스러스터(사진 참조)와 같은 운동을 해서 엉덩이 근육을 단련하면 되지 않나?'라고 생각할 수 있습니다. 그러나 이것은 전적으로 옳은 생각이 아닙니다.

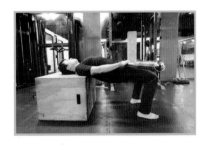

◀ 엉덩이 근육 강화를 위해 자주
사용되는 힙스러스터

제대로 된 균형이 잡히지 않은 상태에서 엉덩이 근육을 단련하기 위해 스쿼트와 같은 운동을 한다면 밑 빠진 독에 물 붓는 것과 같습니다. 아무리 반복하고 아무리 노력해도 나아지지 않고 더 안 좋아질 뿐이죠.

대퇴골의 문제?

다소 생소하게 들릴 수 있겠지만 이 여성분의 문제는 대퇴골이 앞으로 빠져나와서 생긴다고 해서 이름 붙여진 대퇴전방활주 증후군(femoral anterior glide syndrome)이었습니다.

허리가 아픈 것은 많이 들어봤지만 대퇴골의 문제라구요? 제가 처음 이 증후군에 관해서 이야기하면 다들 의아해합니다. 흔하게 의료계에서 증후군(syndrome)은 그 증상이 단일하지 않고 그 원인이 불분명하지만, 그게 오래 지속될 경우 만성적인 통증이 일어나는 것을 말합니다. 그래서 대퇴골 전방활주 증후군은 어떠한 이유에서 대퇴골이 원래 있어야 하는 위치보다 앞쪽으로 미끄러져 문제가 생긴다는 것을 뜻합니다.

대퇴골은 골반이라는 큰 뼈 안에 마치 틀을 끼워 맞춘 듯 쏙 들어가게 만들어져 있습니다. 그리고 그 주위로 인대와 여러 가지 근육들이 감싸고 있어 비슷한 모양의 어깨보다 매우 안정적인 모양새를 만들어냅니다. 그러나 잘못된 운동이나 습관으로 인해 대퇴골이 원래 있어야 하는 위치보다 앞쪽으로 밀려나게 되고 이 문제가 대퇴골을 앞쪽에서 막아주는 인대와 근육들을 눌러 골반 앞쪽이 아픈 것입니다.

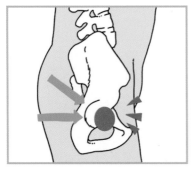

▲ 대퇴골이 앞쪽으로 밀리면서 앞쪽의
근육과 인대에 스트레스를 가하게 됩니다.

이러한 증상은 허벅지 뒤쪽의 근육인 햄스트링의 과도한 사용으로 인해 발생합니다. 골반에서부터 무릎까지 연결되는 햄스트링은 우리가 흔하게 지하철이나 버스에서 오래 서 있을 때 많이 볼 수 있습니다.

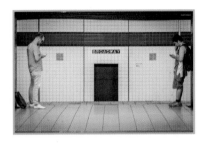

◀ 배를 내민 상태로 허리를 골반에 걸친 체형, 지하철에서 핸드폰을 보고 있는 분들을 생각하면 이해가 쉽습니다.

이 사진과 같은 자세를 취하게 되면 골반은 뒤로 돌아가 후방경사가 되며 허리는 일자가 됩니다. 그 상태로 허리를 골반 위에 걸치는 거죠. 그러면 근육이 힘을 안 써도 되는 아주 편안하지만, 안 좋은 자세가 완성되는 것입니다. 이 자세가 지속되면 햄스트링이 과도하게 사용되면서 더더욱 뻣뻣해지는 반면에 엉덩이근육은 사용할 필요가 없게 되어 더욱 약해집니다.

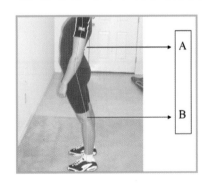

◀ 배를 내밀고 허리를 골반에 걸친 체형으로 sway back posture라고 부릅니다.

이 2개의 근육들이 일정하게 균형을 이루며 작용한다면 우리 몸을 바르게 세울 수 있도록 도와주고, 하나의 큰 코어근육으로 골반을 단단하게 잡아주는 역할을 합니다. 그러나 잘못된 자세로 평소에 서 있거나 잘못된 운동으로 근육의 균형이 깨지면 몸 또한 무너지게 되는 것입니다.

이 문제는 단순히 코어근육을 강화시키는 것으로 사라지는 것이 아니라 대퇴골이 앞으로 빠지지 않는 동작을 배워야 하기 때문에 매우 심도 있는 접근이 필요합니다.

✒ 체크 리스트

1. 체전굴 시 손이 발에 닿지 않는다.
2. 체전굴 시 허리가 매우 둥그렇게 구부러진다.
3. 누워서 허벅지를 가슴으로 당겼을 때 허벅지가 배에 닿지 않는다.
4. 엉덩이가 납작하다.
5. 거울에서 옆모습을 볼 때 골반을 앞으로 내밀고 있다.
6. 등이 굽고 배가 뻣뻣하다.

운동 방법

1. 브릿지(발목올리고)

바로 누운 자세에서 무릎을 90도 구부리고 발목을 올린 후 엉덩이를 들어올립니다. 이 운동은 일반적인 브릿지보다 엉덩이 근육을 더 많이 사용할 수 있어서 코어를 단단하게 만들고 체형을 교정하는 데도 매우 효과적인 운동입니다.

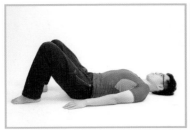 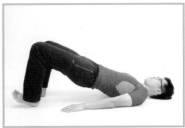

Q 주의 발목을 들지 않으면 브릿지를 할 때 햄스트링 근육이 과도하게 사용될 수 있습니다. 꼭 발목을 들고 실시합니다. 허리를 너무 위로 올리지 않습니다. 무릎이 아프다면 자가근막이완법을 실시합니다.

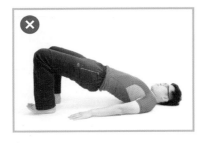

10초씩 5회 3세트 실시합니다.

2. 무릎 서기 후 스쿼트

무릎을 바닥에 대고 몸을 세웁니다. 엉덩이를 뒤꿈치 방향으로 뒤로 빼서 천천히 앉았다가 엉덩이에 힘을 주며 일어납니다. 이 운동은 무릎으로 서서 발목의 움직임을 최소화해서 고관절을 조절하는 엉덩이근육을 활성화시키는 운동입니다.

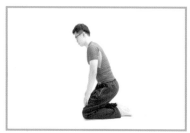 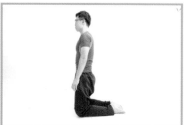

🔍 **주의** 무릎이 아프다면 무릎 아래 두꺼운 수건을 대주고 실시합니다. 엉덩이를 뒤로 뺏다가 일어설 때 허리가 너무 과도하게 꺾이지 않도록 합니다.

이 운동은 20회 3세트씩 실시합니다.

3. 크랩워크

무릎 중간에 밴드를 걸고 어깨너비로 발을 벌리고 섭니다. 일정한 간격으로 다리를 벌려 옆으로 걷습니다. 이 운동은 중둔근과 코어를 강화시켜 몸통의 안정성을 도모하고 골반의 움직임을 원활하게 해줍니다.

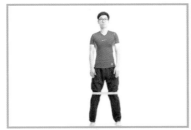 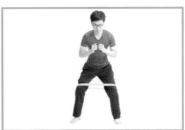

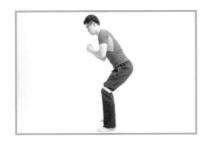

🔍 주의 옆으로 움직이는 동안 무릎이 안으로 꺾이지 않도록 합니다. 다리를 벌릴 때 몸을 기울이며 움직이지 않습니다. 매우 힘든 운동이므로 처음부터 무리하지 않도록 충분히 쉬어가며 실시합니다.

좌우 10발자국씩 3바퀴 왕복합니다.

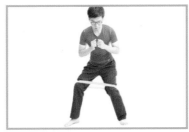 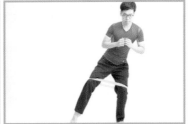

4. 스플릿 스쿼트

다리 한쪽을 뒤로 보내고 런지 자세를 유지합니다. 몸통은 살짝 앞으로 숙인 상태를 유지하고 무릎을 구부려 내려갔다가 올라옵니다. 이 운동은 엉덩이에 자극이 집중되는 운동법으로, 엉덩이를 사용하지 못하는 사람들에게 매우 유용합니다.

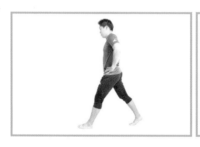 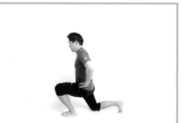

🔍 주의 무릎이 앞으로 과도하게 나가지 않도록 합니다. 움직일 때 허리가 꺾이지 않도록 합니다. 무릎이 안쪽으로 기울지 않도록 유지합니다.

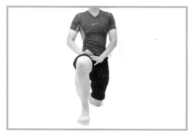 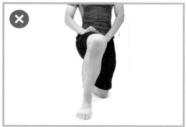

10회씩 교대로 3세트 번갈아 진행합니다.

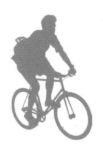

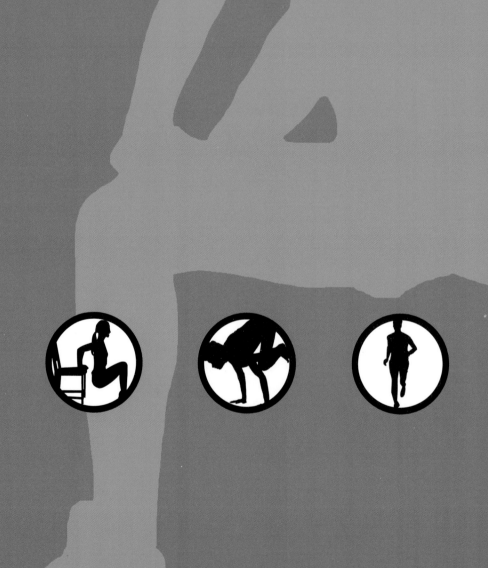

Part 4

30일 휜 다리
발 교정을 위한 운동법

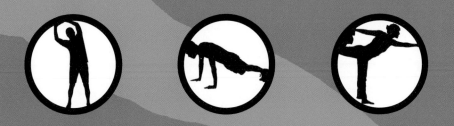

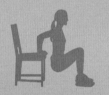

무릎, 발목, 발
체형 교정 기초 다지기

밴드를 이용한 발목 가동성 운동

1. 개구리 스트레칭

팔꿈치는 바닥에 댄 채로 무릎을 구부린 상태에서 다리를 벌리고 팔을 폅니다. 그 상태로 허리를 편 상태로 엉덩이가 발뒤꿈치로 간다는 느낌으로 골반을 움직여줍니다. 이때 허벅지 안

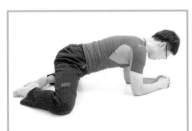 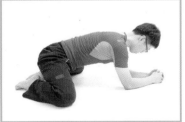

쪽이 늘어나는 느낌이 나야 합니다. 이 운동은 뻣뻣한 고관절로 인해 생길 수 있는 무릎의 틀어짐을 해결하는 데 효과적입니다.

🔍**주의** 운동을 할 때 허리가 구부러지지 않을 정도로만 엉덩이를 뒤로 빼 줍니다. 이 운동을 할 때 무릎과 고관절에 늘어나는 느낌이 아니라 통증이 있다면 멈춰주시고 자가근막이완법을 실시해주시기 바랍니다.

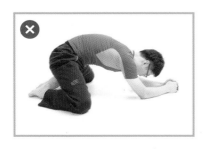

30회 자주 해줍니다.

2. 햄스트링 스트레칭

바로 누운 자세에서 스트레칭하고자 하는 다리에 수건을 겁니다. 자세를 잡았으면 발로 수건을 밀어 무릎을 편다는 느낌으로 올려주세요. 이 운동은 햄스트링을 늘려 무릎의 움직임을 원

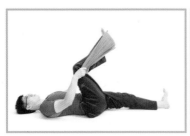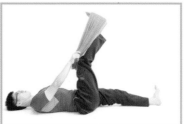

활하게 만들어줍니다.

🔍 **주의** 무릎과 골반이 일자가 될 수 있도록 유지하면서 스트레칭해줍니다.

10초씩 5회 해주시고 몸에 익숙해진다면 20초씩 5회 해주시면 됩니다.

발 움직임 운동

1. 밴드를 이용한 발목 움직임 개선운동

설명 : 스트레칭하고자 하는 다리를 앞으로 뺀 후 밴드를 발목 앞쪽에 걸어 발목을 뒤로 당기도록 합니다. 밴드의 팽팽함이 유지된 상태에서 체중을 앞으로 실어 앞뒤로 움직여줍니다. 이 운동은 발의 움직임을 원활히 하도록 하는 운동입니다.

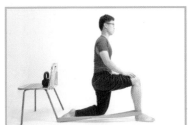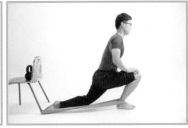

🔍주의 밴드가 너무 약하게 당겨지면 효과가 없기 때문에 어느 정도 강도가 있게 발을 앞으로 빼주시고 무릎이 안쪽으로 가면 안 되기 때문에 무릎은 항상 2번째 발가락과 일치하도록 구부려줍니다. 만약 발목에 통증이 있다면 이 운동을 하지 마시고 다음에 설명해드릴 다리를 펴고 앉아서 하는 발목 움직임 운동을 해주시기 바랍니다.

5초씩 10회 해주시고 몸에 익숙해지면 5초씩 20회 해주시기 바랍니다.

2. 다리를 펴고 앉아서 하는 발목 가동성 운동

다리를 펴고 앉은 상태에서 발목을 위쪽 아래쪽으로 움직이고 시계 방향, 반시계 방향으로 돌려줍니다. 이 운동은 전반적인 발목의 움직임을 원활하게 하는 운동입니다.

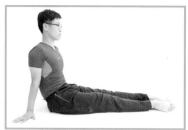
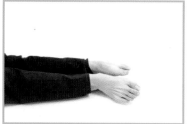
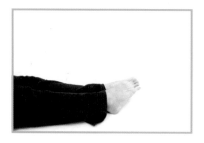

주의 이 운동을 할 때는 통증이 없는 범위 안에서만 해주시기 바랍니다.

동작마다 20회씩 해주시기 바랍니다.

3. 무릎 공 끼기(무릎 견인)

무릎을 구부리고 바닥에 앉은 상태에서 무릎 뒤의 안쪽과 바깥쪽의 오금에 공을 교대로 대주고 눌러주는 것입니다. 이 운동은 무릎 뒤쪽에 공을 대서 지레 원리를 이용해 무릎을 견인시켜 움직임을 원활하게 하는 운동입니다. 동작마다 20회씩 해주시기 바랍니다.

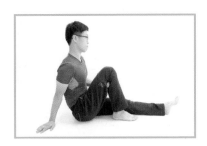

주의 혹시라도 통증이 너무 심하면 공이 아니라 수건을 말아서 해주시면 됩니다. 통증이 있다면 이 운동 대신 자가근막이완법을 해주시기 바랍니다.

30회씩 3세트를 해주시고 몸에 익숙해졌다면 50회씩 3세트를 해주시기 바랍니다.

자가근막이완법

[근막이완 원칙] 강도는 내가 견딜 수 있을 만큼만 실시합니다. 너무 아플 경우 오히려 근육이 긴장할 수 있으니 살짝 근육이 풀릴 정도로만 해주시고 점차 강도를 늘려갑니다.

4. 전경골근 이완

네발 기기 자세에서 정강이뼈 바로 외측에 공을 대고 위아래로 다리를 움직여 풀어주는 방법입니다. 이 운동은 전경골근의 긴장을 풀어주어 발목의 움직임을 원활하게 만들어주는 운동입니다. 동작마다 20회씩 해주시기 바랍니다.

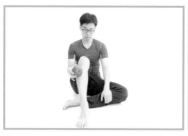 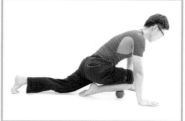

5. 비골근 이완

양반다리 자세에서 종아리 외측에 공을 대고 다리를 좌우로 움직여 풀어주는 방법입니다. 이 운동은 비골근의 긴장을 풀어주어 발목의 움직임을 원활하게 만들어줍니다. 동작마다 20회씩 해주시기 바랍니다.

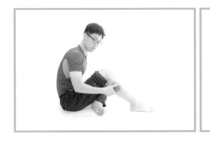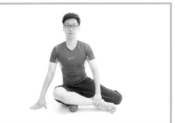

6. 발바닥 이완

서서 공에 발바닥을 대고 앞뒤로 움직여 풀어줍니다. 이 운

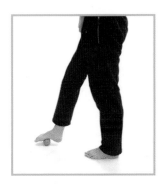

동은 우리 몸 전체에 연결되어 있는 근막의 집합소인 발바닥을 풀어줌으로써 하지 전체의 움직임을 원활하게 만들어주는 운동입니다. 좌우 30회씩 해주시기 바랍니다.

7. 발의 감각 깨우기 운동

이 운동은 발가락을 움직임으로써 발의 감각을 깨우고 발의 속근육(내재근)을 활발하게 움직이도록 만드는 운동으로써 각 동작을 5회씩 반복하면 됩니다.

① 발가락 사이사이를 벌려줍니다.

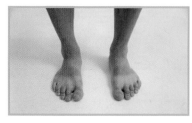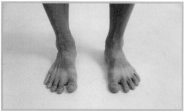

② 엄지발가락만 들어줍니다.

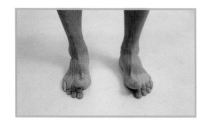

③ 엄지발가락은 바닥에 붙이고 4개의 발가락만 들어줍니다.

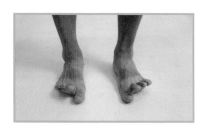

④ 엄지발가락과 새끼발가락은 바닥에 붙이고 가운데 3개의 발가락만 들어줍니다.

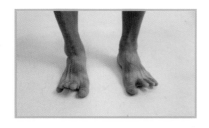

⑤ 발가락을 피아노 치듯 안쪽에서 바깥쪽, 바깥쪽에서 안쪽
으로 움직여줍니다.

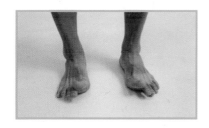

8. 아치운동(숏풋운동)

양발에 팽팽한 고무줄이 있다고 생각을 하고 이 고무줄이 발
의 한가운데로 모인다는 느낌으로 발 가운데로 당겨봅니다. 5
초간 머물렀다가 천천히 발에 힘을 빼며 원위치로 돌아옵니다.
이 운동은 발의 아치가 생기면서 모이는 느낌을 받을 수 있습
니다. 이 운동은 발의 내재근을 사용해 발의 아치를 만드는 운
동입니다.

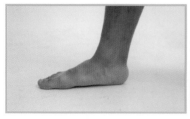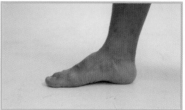

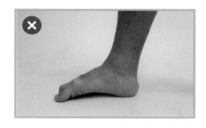

🔍 주의 발가락을 과도하게 쓰면 아치를 만드는 제대로 된 근육을 사용하지 못하기 때문에 발가락을 구부리지 않고 아치를 만들 수 있도록 해줍니다.

30회를 자주 해줍니다.

2

거울을 볼 때마다 속상해요 :
오다리 교정

남녀를 불문하고 자신이 오다리라고 생각이 들면 '혹시 이걸 바꿔볼 순 없을까?'라는 생각이 들 겁니다. 이번 사례는 오다리 때문에 고민하는 사람에 대해서 이야기해보려고 합니다.

당시 20대 초반 여성분이 병원에 방문했습니다. 꿈이 스튜어디스인 이분은 낮에는 학교에 다니고 저녁에는 영어구술과 면접 스터디에 참여하는 등 열심히 꿈을 향해 노력하고 있었습니다. 이분은 스튜어디스에 대한 정보를 모으던 도중 면접을 볼 때 오다리가 면접에 감점 요인이 될 수 있다는 것을 알게 됐습니다. 예전부터 자신이 오다리였다는 것을 알고 있어서 짧은 치마를 잘 입지 않았다고 합니다. 당시 스키니진이 유행이었던 터라 입고 거울 앞에 서면 무릎 사이가 벌어져 스스로 보기가 너무 싫었다고 하더군요. 가뜩이나 자기 다리가 오다리인 걸 알아 싫은데 자신이 하고 싶은 일에 걸림돌이 되는 것이 너무 스트레스를 받아 이렇게 병원을 찾았다고 했습니다.

오다리니까 무릎을 모으는 운동해야 하는 거 아니에요?

이분은 이 병원을 방문하기 몇 개월 전부터 오다리에 좋다는 운동을 여러가지 해봤다고 했습니다. 주로 하던 운동을 알려달라고 하니 두 다리를 서로 맞대어 붙여 무릎 사이를 줄이는 운동을 평상시에 틈틈이 했다고 하더군요. 그 운동을 보자마자 환자분에게 이야기했습니다. "이런 운동은 하면 안 돼요!" 그러자 환자분이 "오다리니까 무릎에 모으는 힘을 줘서 운동하는 것이 아닌가요?"라고 하더군요.

흔히들 생각하기 쉬운 오류입니다. 오다리 때문에 찾아오신 환자분들이 자주 하는 실수죠. 예를 들어 기역자로 꺾여 있는 손바닥만 한 판을 1cm 간격으로 나란히 2개를 세워둔다고 생각해볼게요. 그 2개의 각각 판의 중심을 축으로 해서 안으로 회전한다면 두 판의 간격은 멀어지게 됩니다. 반면에 바깥쪽으로 회전을 하게 되면 두 간격은 좁아지게 되죠.

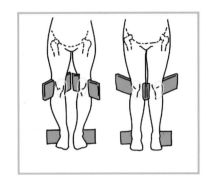

▲ 고관절이 안쪽으로 회전하면 무릎 사이가 벌어지고, 바깥쪽으로 회전하면 무릎 사이가 모아지는 것을 볼 수 있습니다.

　구조적으로 정상적인 다리는 무릎이 정면을 향할 때 가장 곧습니다. 무릎이 서로 안쪽을 바라보게 된다면 무릎 사이의 간격은 멀어지게 되고, 두툼한 종아리 근육도 같이 멀어지게 되어 가운데가 비어 보이는 오다리가 되는 것입니다. 실제 환자분의 서있는 모습을 보게 되면 무릎이 정면을 보는 것이 아니라 무릎이 안쪽을 향해 마주 보고 있었습니다. 반면에 다리를 바깥쪽으로 회전을 하게 되면 종아리 근육이 안으로 채워져 보이고 무릎도 곧아 보여, 반듯한 다리로 보이게 되는 것이죠. 그러므로 무릎을 모으려는 운동을 해야 하는 것이 아니라 오히려 무릎을 벌리는 운동을 해야 합니다. 이 환자분은 오다리를 고치려다 오다리를 더 심해지게 하는 운동을 하고 있었던 것이죠.

오다리의 핵심은 엉덩이 근육이다?

앞에서 오다리를 고치려면 무릎을 벌리는 운동을 해야 한다고 했습니다. 이 무릎을 벌리는 데 핵심적인 역할을 하는 근육이 바로 엉덩이입니다. 엉덩이 근육은 다리를 펴는 데만 사용되는 것이 아니라 다리를 바깥쪽으로 돌리는 데 핵심적인 역할을 하는 근육입니다. 실제로 선 자세로 뒤꿈치를 서로 맞닿게 하도록 힘을 꼭 준다면 엉덩이에 힘이 들어가게 되고 무릎 사이의 간격이 좁아지는 것을 확인할 수 있을 것입니다.

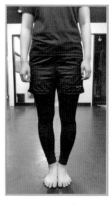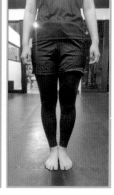

◀ 엉덩이에 힘을 주면 무릎 간격이 좁아지는 것을 볼 수 있습니다.

이 여성분은 평상시 운동을 좋아하지 않아 활동적인 취미보다는 주로 앉아서 생활한다고 했습니다. 공부하는 동안에는 특히 다리를 꼬는 동작을 했었는데 다리를 꼬지 않으려고 해도 정

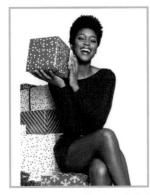

▲ 다리를 꼬는 자세는 엉덩이
근육이 늘어나 오다리를
더욱 유발할 수 있습니다.

신을 차려보면 어느새 자기도 모르는 새 다리를 꼬고 있을 만큼 습관이 되어 있었습니다. 다리를 꼬는 자세는 골반을 틀어지게 할 뿐만 아니라 엉덩이 근육을 늘리는 자세입니다. 지속적으로 늘어난 엉덩이 근육이 제대로 된 역할을 하지 못하게 되면 심한 경우, 환자분은 엉덩이에 어떻게 힘을 주는지도 잘 모르게 됩니다. 치료사들은 이것을 엉덩이 기억상실증이라고 부르기도 하죠. 오다리의 키포인트는 환자가 엉덩이를 잘 사용할 수 있도록 알려주는 것이며, 운동뿐만 아니라 습관을 고치는 연습도 필요합니다.

안 되는 건 안 되는 것이다

어떤 경우에도 예외가 있기 마련입니다. 모든 오다리가 고쳐지는 것은 아닙니다. 보통의 경우처럼 습관으로 인한 근육의 약화 등으로 인한 후천적인 변화라면 회복할 수 있지만, 오다리도 관절염으로 인한 관절 자체의 변화라거나 관절이 아니라 뼈 자체의 휘어짐의 경우가 있는데 이런 경우라면 더 나아질 수 없습니다. 자신의 상태가 궁금하다면 가까운 병원에서 자신의 상태를 점검해본 후에 운동을 하는 것이 좋은 방법일 것입니다.

✎ 체크 리스트

1. 평소 다리를 꼬는 습관이 있다.

2. 서 있을 때 무릎이 서로 마주 보는 형태로 되어 있다.

3. 자신의 엉덩이가 납작하다고 느낀 적이 있다.

4. 차려 자세로 서 있을 때 무릎 사이에 손가락이 3개 이상 들어간다.

5. 자신의 발이 평발이다.

운동 방법

1. 엉덩이에 힘주는 연습(무릎 서기에서 엉덩이에 힘주는 연습)

바닥에 두툼한 수건을 대고 무릎을 대고 섭니다. 상체를 세운 후, 엉덩이에 마치 동전을 끼듯 꽉 조여줍니다. 이 운동은 엉덩이 근육을 사용하지 못하는 오다리 체형을 가진 사람에게 엉덩이 근육을 사용하는 방법을 알려주는 가장 쉬운 방법입니다. 오다리 교정뿐만 아니라 무릎의 정렬을 맞추는 데 매우 효과적입니다.

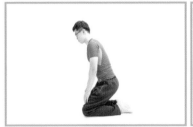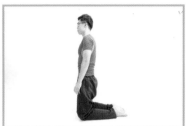

🔍 주의 무릎이 아프다면 무릎 아래 두꺼운 수건을 대주고 실시합니다. 엉덩이를 뒤로 뺏다가 일어설 때 허리가 너무 과도하게 꺾이지 않도록 합니다.

이 운동은 20회 3세트씩 실시합니다.

2. 뒤꿈치 붙이기(공 끼고)

설명 : 바로 선 자세에서 주먹 하나 들어갈 정도로 발을 벌린 후, 발뒤꿈치에 공을 둡니다. 발뒤꿈치를 서로 모으는 힘으로 공을 꽉 조이며 5초간 머물렀다가 천천히 원위치로 돌아옵니다.

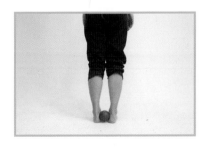

이 운동은 무릎이 안쪽으로 모여 벌어진 오다리를 교정하는 데 매우 효과적입니다.

🔍 주의 뒤꿈치를 모으는 힘을 줄 때 배를 앞으로 내밀지 않도록 주의합니다.

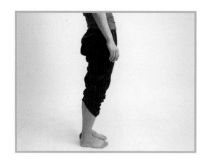

30초 10회 실시합니다.

3. 스쿼트(밴드 걸고)

바로 선 자세에서 무릎 사이에 밴드를 끼우고 어깨너비만큼
다리를 벌려줍니다. 그 후에 척추를 반듯이 유지하며 쪼그려 앉
습니다. 이때 무릎은 밴드의 힘으로 인해 안쪽으로 모여지지 않
도록 벌리는 힘을 유지해야 합니다. 이 운동은 엉덩이 근육을 강
화시켜 오다리를 교정하는 데 매우 효과적입니다.

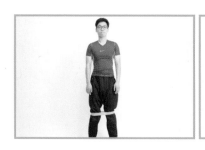
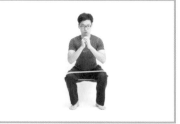

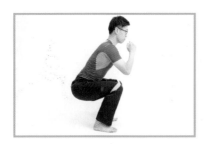

🔍 주의 무릎이 너무 벌어져 발 안쪽이 들릴 정도로 하지 않습니다. 허리가 말리지 않도록 합니다.

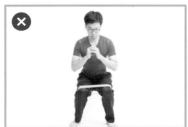 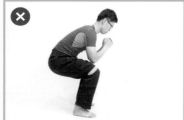

20회 3세트 실시합니다.

3

계단 내려갈 때마다 아파요 : 통증 있는 오다리 교정

"무릎이 왜 아프지? 내일 비가 오려나⋯."

이 이야기를 분명 들어보셨을 것입니다. 저 또한 많이 들었는데, 예전에는 나이 조금 있으신 할머니, 할아버지에게 많이 들었다면 이제는 젊은 친구들에게서도 들을 수 있는 말이 되었습니다. 병원에 혹은 운동센터에 오시는 많은 분들이 비 오기 전에 무릎이 아프다고들 얘기하는 것을 보면 '참 많은 것이 변했구나' 생각됩니다.

비 오기 전에 무릎이 시린 이유는 무릎 관절에 염증이 있거나 혹은 관절염이 진행 중인 상태로, 기압이 낮아지면서 무릎관절

강 내 압력이 증가해 발생하는 통증입니다. 나이가 있으신 분이라면 관절염이 있을 가능성이 높으니 그러려니 하겠지만, 왜 많은 사람들이 이렇게 젊은 나이에도 무릎이 아프다고 얘기할까요? 저는 생활 습관이 너무나 달라졌기 때문에 생기는 문제가 아닐까 생각합니다.

미국의 물리치료사 켈리 스타렛은 그의 책《비커밍 어 셔플 레오파드》에서 이런 이야기를 합니다.

'우리의 몸의 조직은 약 110년 동안 사용하도록 설계되어 있다.'

이 글을 읽었을 때 대부분의 사람들이 '무슨 바보 같은 소리지? 그럼 왜 많은 사람들이 빠르면 10대 때부터 무릎, 허리, 어깨 등이 아픈 거지?' 이렇게 생각하실 것입니다.

그러나 이 말은 아예 일리가 없는 말이 아닙니다. 아무리 좋은 연장이라 하더라도 마구잡이로 쓰면 금방 상하는 것처럼, 우리 몸 또한 제대로 쓰지 않으면 금방 상하기 때문이죠.

제대로 써야 한다

저는 컴퓨터를 잘 모르기 때문에 컴퓨터를 샀을 때 그냥 대충 조립해주는 대로 씁니다. 그러나 제 친구는 프로그래머로 컴퓨터를 매우 잘 사용하고 스스로 관리하는 방법을 알죠. 저희는 학교를 같은 시기에 졸업했고 같은 컴퓨터를 샀습니다. 똑같은 컴퓨터를 저는 1년 정도 쓰고 난 후 더 이상 못 쓰게 되어 컴퓨터를 바꿔야 했고, 그 친구는 그 컴퓨터를 5년 이상 아주 조금씩 부품을 바꿔가며 썼습니다.

우리의 몸 또한 마찬가지입니다. 제대로 쓴다면 아프지 않고 오랫동안 쓸 수 있지만, 그게 아니라면 남들보다 더 빨리 다치는 것이죠. 무릎이 대표적인 예입니다. 잘못된 상태로 과도하게 사용되면 남들보다 빠르게 관절염이 올 수 있고 그래서 젊은 나이임에도 불구하고 비 오기 전 쑤시는 느낌이 드는 것입니다.

앞에서 오다리는 고관절의 내회전으로 인해서 생기는 것이라고 말씀을 드렸습니다. 그런데 이 내회전이 되면 어떤 문제가 생길까요? 고관절이 내회전이 되면서 동시에 무릎 아래의 경골과 비골이 안쪽으로 돌아가면 오다리가 생기게 됩니다. 흔하게 오다리는 겉으로 보기에만 문제가 될 뿐, 통증과는 크게 상관이 없다고 여기시는 분들이 많은데, 이것은 너무 위험한 생각입니다.

걷거나 뛰거나 혹은 계단을 오를 때 무릎이 오다리가 되면 어떤 문제가 생길까요? 일반적으로 무릎이 일자인 사람들에 비해 무릎 바깥쪽으로 활처럼 꺾여져 무릎에 체중을 고르게 지지하지 못하고 한쪽으로만 치우치게 됩니다.

특히 무릎 안쪽은 더욱 스트레스를 받기 쉬운데, 이 이유는 활처럼 무릎이 꺾임으로써 내측에 스트레스가 더 많이 실릴 수 있는 체형을 만들게 됩니다(그림 참조). 그 때문에 일반적인 일자 무릎보다 안쪽에 더 많은 힘이 실리게 됩니다. 그래서 흔하게 안쪽이 아픈 것이죠. 젊었을 때는 그냥 잠깐 참으면 됩니다. 그런데 이 문제가 지속되면 남들보다 훨씬 빠르게 무릎에 퇴행성 관절염이 생기게 되는 것입니다.

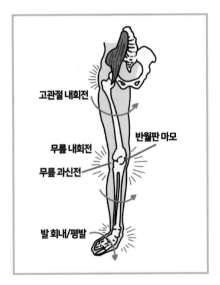

고관절 내회전

무릎 내회전

반월판 마모

무릎 과신전

발 회내/평발

◀ 고관절이 내회전되어 무릎이 돌아가면 일반적인 무릎보다 더 많은 스트레스가 무릎에 부하됩니다.

무릎이 아프면 무릎운동 하는 게 아닌가요?

제가 병원 일을 2년 정도 했을 때 무릎이 아프신 여성분이 온 적이 있습니다. 저는 무릎이 아프기 때문에 당연히 무릎운동을 시켰고 의사 선생님 또한 제게 잘하고 있다고 무릎운동으로 무릎 주위 근육을 단련하면 무릎은 자연스럽게 좋아진다고 응원해주셨습니다.

결과는 어떻게 됐을까요? 그분은 어느 정도 호전은 있었지만, 완치는 못 한 채 그냥 무릎운동만 계속하라는 말을 듣고 퇴원하게 되었습니다. 지금 생각해보면 '무릎이 아플 때 무릎운동만 해도 된다'는 말은 반은 맞고 반은 틀립니다.

결론은 무릎만 보는 게 아니라, 무릎이 계속 스트레스를 받는 체형에서 벗어나게 해야 합니다. 앞서 설명했던 오다리 교정운동과 똑같은 원리지만, 이번 챕터에서는 통증이 있는 오다리 교정이기 때문에 조금 더 약한 강도로 실시합니다.

1. 한 발로 섰을 때 무릎이 안쪽으로 돌아간다.

2. 섰을 때 오다리가 심하다. 무릎뼈가 안쪽을 향하고 있다.

3. 발목 아치가 무너져 있다.

4. 계단을 오를 때 혹은 걸을 때 무릎 안쪽이 아프다.

5. 옆모습을 봤을 때 허리 라인이 과도하게 꺾여져 있다.

운동 방법

1. 크랩워크

무릎 위에 밴드를 걸고 어깨너비로 발을 벌리고 섭니다. 일정한 간격으로 다리를 벌려 옆으로 걷습니다. 이 운동은 중둔근과 코어를 강화시켜 몸통의 안정성을 도모하고 골반의 움직임을 원활하게 해줍니다.

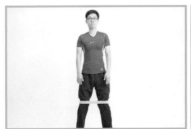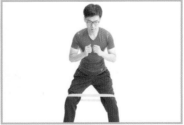

주의 다리를 옆으로 벌리며 움직이는 동안 무릎이 안으로 꺾이지 않도록 합니다. 다리를 벌릴 때 몸을 옆으로 기울이며 움직이지 않습니다. 매우 힘든 운동이므로 처음부터 무리하지 않도록 충분히 쉬어가며 실시합니다.

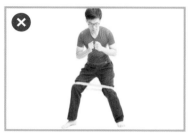 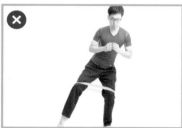

좌우 10발자국씩 3바퀴 왕복합니다.

2. 브릿지(발목 올리고)

바로 누운 자세에서 무릎을 90도 구부립니다. 발목을 올린 후 엉덩이를 들어 올립니다(발목을 올리면 일반적인 브릿지보다 엉덩이 근육을 더 많이 사용할 수 있습니다). 코어를 단단하게 만들고 체형을 교정하는 데도 매우 효과적인 운동입니다.

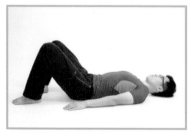 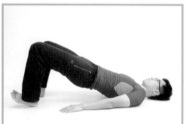

주의 발목을 들지 않으면 브릿지를 할 때 햄스트링 근육이 과도하게 사용될 수 있습니다. 꼭 발목을 들고 실시합니다. 허리를 너무 위로 올리지 않습니다. 무릎이 아프다면 자가근막이완법을 실시합니다.

10초씩 5회 3세트 실시합니다.

3. 무릎 서기 후 스쿼트

무릎을 바닥에 대고 몸을 세웁니다. 엉덩이를 뒤꿈치 방향으로 뒤로 빼서 천천히 앉았다가 엉덩이에 힘을 주며 일어납니다. 이 운동은 무릎으로 서서 발목의 움직임을 최소화해서 고관절을 조절하는 엉덩이 근육을 활성화시키는 운동입니다.

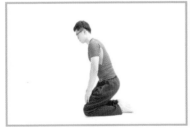 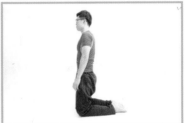

주의 무릎이 아프다면 무릎 아래 두꺼운 수건을 대주고 실시합니다. 엉덩이를 뒤로 빼고 일어설 때 허리가 과하게 꺾이지 않도록 합니다.

이 운동은 20회 3세트씩 실시합니다.

4

무릎이 붓고
쪼그려 앉으면 아파요 :
바깥으로 틀어진 무릎뼈 교정

50대 한 여성분의 이야기입니다. 장애가 있는 학생들이 다니는 학교에서 근무하는 선생님이셨습니다. 학교에 가면 몸이 불편한 아이들을 휠체어에서 옮기는 일이나 물건을 들어주는 등 신체적으로 하는 일들이 많다고 합니다. 마침 방학이라 이때 제대로 몸을 점검해야겠다는 생각으로 제가 다니는 병원에 방문하셨습니다.

"왼쪽 무릎이 너무 아파요. 평상시 무릎에 힘을 쓰는 일들이 많아요. 그리고 물건을 집으려고 무릎을 구부리면 아파서 손을 무릎에 대고 간신히 물건을 잡아요"라고 이야기했습니다. 평상시 걸을 때도 많이 아프시냐고 묻자 "30분 정도 걸으면 무릎이 아프기 시작하는 거 같아요"라고 대답하셨습니다.

거울 앞에 서서 쪼그려 앉는 검사를 하자 환자분은 검사 도중 무릎이 아파서 무릎을 반 정도만 간신히 구부렸다 펴는 정도일 뿐이었습니다. 이때 무릎을 구부리면 무릎이 안으로 모이고 발은 옆으로 벌리며 앉는 모습을 보였습니다. "이렇게 쪼그려 앉으면 무릎이 아파요"라고 하셔서 저는 무릎을 벌리면서 해보라고 말씀드렸습니다. "이렇게 하니까 아프긴 하지만, 좀 더 앉아지는 것 같아요" 검사 후, 저는 환자분의 무릎뼈를 만져보았습니다. 무

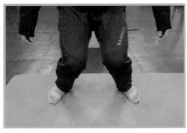

▲ 쪼그려 앉았을 때 무릎이 안쪽으로 모인다면 안쪽으로 스트레스가 더 많이 가해집니다.

릎에 힘이 빠진 상태에서는 무릎뼈를 부드럽게 바깥쪽으로 밀면 잘 움직이지만, 안쪽으로는 뻑뻑해서 움직이지 않았습니다.

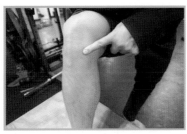

▲ 무릎 아프신 분들의 많은 경우가 안쪽 '거위발' 부위에 압통이 심한 것을 볼 수 있습니다.

환자의 상태는 무릎 위쪽과 아래 안쪽에 붙어 있는 인대와 힘줄이 변형되어 매우 뻣뻣하고 두꺼워졌으며, 주변을 누르면 압통이 심했습니다. 특히 무릎 위쪽 바깥쪽에 있는 무릎인대가 부드럽게 눌려

야 하는 곳인데 굉장히 딱딱하게 변형되어 손만 대도 자지러질 만큼 통증이 심했습니다. 이런 것을 미루어볼 때, 갑작스러운 통증이 아니라 오랜 시간 동안 스트레스가 축적되었던 것이 지금 증상으로 나타난 것이었습니다.

그 아픈 주변을 풀자 통증은 즉각적으로 감소했고 무릎을 구부렸다 펴는 것이 훨씬 수월해졌습니다. 하지만 진짜는 이제부터 시작이었죠. 이것은 증상만을 개선한 것이지, 직접적인 원인을 해결한 것이 아닙니다. 이것은 무릎 주변만 푼다고 해서 해결될 일이 아닙니다.

제가 판단하기로는 이분의 체형적인 문제는 무릎뼈가 바깥쪽으로 밀려서 생기는 무릎뼈 바깥활주 증후군으로 인한 통증입니다.

무릎뼈가 바깥쪽으로 밀린다고?

인체는 한 무더기의 관절로 연결된 복합체입니다. 한 관절에서의 문제는 일반적으로 그 관절의 위나 아래의 관절 통증으로 나타나게 되는데, 이것은 그 관절들을 연결 짓는 근육과 인대가 주요한 원인이 될 수 있습니다. 무릎 바깥쪽에는 장경인대라는 우리 몸에서 가장 두꺼운 인대가 붙어 있습니다. 이 인대

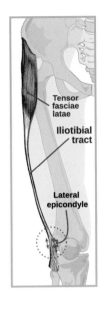

는 무릎과 정강뼈 바깥쪽에 붙고 고관절을 지나 우리 몸에서 가장 큰 근육인 대둔근(엉덩이근)과 골반 앞쪽에 붙어 있는 대퇴근막장근에 연결되어 있습니다. 이 대둔근과 대퇴근막장근은 고관절을 움직이는 데 굉장히 중요한 역할을 합니다.

◀ 대퇴근막장근(Tensorfasciaelatae), 장경인대(iliotibial tract)
출처 : https://de.wikipedia.org/wiki/Datei:Iliotibial_band_syndrome-en.svg

　특히 대퇴근막장근은 우리가 무릎을 들어 올릴 때 그리고 다리를 옆으로 벌릴 때 사용되는 근육이며 골반의 체형과 밀접한 관련이 있습니다. 우리가 다리를 꼬거나, 의자 끝에 앉는 습관, 오랜 시간 앉아서 일하는 등 고관절이 구부러진 채로 장시간 지속되어 있는 사람의 경우엔 대퇴근막장근이 단축되며 긴장되어지는 경우가 많이 있습니다. 이 대퇴근막장근이 단축되면 부착 부위의 특성상 무릎뼈와 정강뼈를 바깥쪽으로 당기며 외회전시키는 작용을 하는데, 이럴 경우 우리가 걷거나 뛸 때 무릎뼈를 바깥쪽으로 당기며 무릎에 통증이 발생할 가능성이 커지는 것이죠.

이러한 경우를 무릎뼈가 제 위치에서 벗어나 바깥쪽으로 벗어난 체형이라고 해서 무릎뼈 바깥활주증후군이라고 합니다. 이러한 체형을 가진 분들은 어떠한 활동을 하든지 원인 모를 무릎의 통증을 느낄 수 있습니다.

그래서 병원을 방문했던 환자분이 위에서 이야기한 것처럼 무릎 위쪽 바깥쪽 부분에 누르면 압통이 심했으며, 30분 이상 걸으면 무릎 바깥쪽에 통증이 있던 것입니다. 무릎의 정렬이 틀어졌다면 고관절 주변의 근육을 당연히 확인해봐야 합니다. 무릎 체형 교정을 위해서는 무릎 주변만을 풀어줄 것이 아니라 고관절 근육의 밸런스를 맞추는 체형 교정운동이 필요합니다.

> ✎ **체크 리스트**
>
> 1. 앉았다가 일어설 때 고관절이 뻣뻣하며 잘 펴지지 않는다고 느낀다.
> 2. 걸을 때 무릎이 아프다.
> 3. 쪼그려 앉을 때 무릎이 아프다.
> 4. 무릎이 아플 때 무릎뼈를 안쪽으로 밀면 통증이 줄어든다.
> 5. 평상시 다리를 꼬는 습관이 있다.

운동 방법

1. 내전근, 스트래칭

개구리 자세에서 한쪽 다리를 쭉 편 상태로 허리가 꺾이지 않도록 유지해주며 엉덩이가 발뒤꿈치에 가도록 만들어줍니다. 이 운동은 골반과 무릎 주위의 근육들을 풀어주어 무릎이 원활하게 움직일 수 있도록 만들어줍니다.

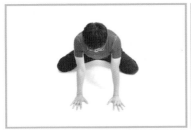 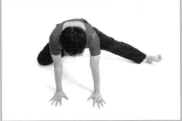

🔍 **주의** 무릎이 아프면 멈추고 개구리 스트레칭과 자가근막이완법을 실시합니다. 허리가 말리지 않도록 주의하며 실시합니다. 통증이 있다면 자가근막이완법을 실시합니다.

20회씩 좌우로 한 번 실시합니다.

2. 한 발 서기

바로 선 자세에서 다리 한쪽을 90도로 들어줍니다. 이때 반대

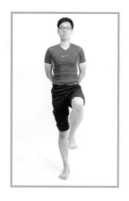

쪽 버티는 다리의 무릎뼈가 안쪽으로 돌아가지 않도록 엉덩이에 힘을 주도록 합니다. 이 운동은 걷거나 계단을 오르는 등 무릎이 불안해 안쪽으로 꺾이지 않도록 엉덩이 근육을 자극시킵니다.

🔍 **주의** 거울 앞에서 실시하며 무릎이 안쪽으로 돌아가지 않도록 주의합니다. 몸통이 기울어지지 않게 합니다. 처음 한 발로 서기 어렵다면 무언가를 잡고 시작하고 조금씩 나아지면 아무것도 잡지 않고 실시합니다. 완전히 몸에 익숙해졌다면 눈을 감고 실시합니다. 통증이 있으면 자가근막이완법을 실시합니다.

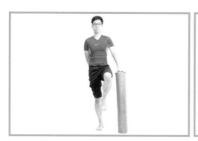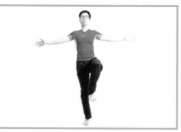

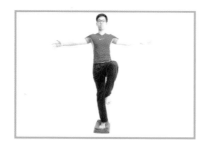

10초부터 시작해서
천천히 시간을 늘려
30초까지 올립니다.

3. 무릎 대고 사이드플랭크

옆으로 누운 자세에서 몸을 일자로 만들고 무릎을 90도로 접어줍니다. 그 후 팔꿈치로 바닥을 누르며 엉덩이를 바닥에서 떼줍니다. 이 운동은 대퇴근막장근의 길항근인 엉덩이 근육을 사용하는 운동으로써 고관절의 균형을 맞추는 데 매우 중요한 운동입니다.

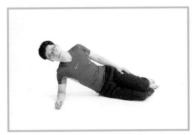 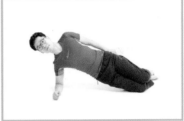

🔍 **주의** 팔꿈치가 어깨선보다 너무 위로 올라가지 않도록 하며 몸통이 일자를 유지하도록 주의합니다. 어깨가 아프면 자가근막이완법을 실시합니다.

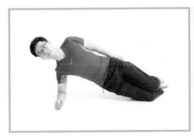 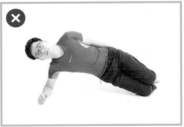

10초씩 양쪽으로 10회 3세트 실시합니다.

4. 대퇴근막장근 스트래칭

스트래칭하고자 하는 다리가 위로 올라갈 수 있도록 옆으로 누운 후, 같은 쪽 손으로 발을 뒤쪽으로 당깁니다. 그 후, 아래에 있는 발을 이용해 위에 있는 무릎을 가볍게 눌러줍니다. 이 운동을 골반을 전방경사시키고 고관절 통증을 일으키는 대퇴근막장근의 긴장을 해소하는 데 도움을 주는 운동입니다.

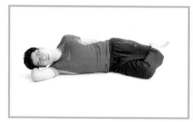 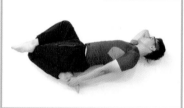

🔍 **주의** 스트래칭할 때 허리가 꺾이지 않도록 배에다 힘을 준 상태에서 해주시고 무릎이 몸보다 앞으로 가지 않도록 해줍니다. 무릎가쪽활주되어 있다면 무릎에 통증이 심할 수 있습니다. 절대 무리하게 스트레칭을 하지 마시기 바랍니다. 통증이 심하다면 자가근막이완법을 충분히 해주고 다시 시도해해주시기 바랍니다.

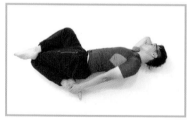 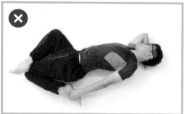

20초씩 5회 좌우 모두 실시합니다.

5

발바닥이 아파서
오래 못 서 있겠어요 :
평발 교정

'발만 고치더라도 사람이 달라진다니까?'

제가 아는 형님이 매번 해주신 말이었습니다. 저는 너무나도 큰 하나의 유기체인 몸을 딱 발 하나만 보고 모든 것을 해결하려고 하는 것은 정말 섣부른 판단이라고 생각했습니다. 그래서 그 말에 대한 의심을 거두지 못했죠.

그러던 중, 저에게 한 환자분이 오셨습니다. 그분은 초등학교 때부터 발목이 아팠지만, 군대를 다녀온 후에도 계속 아파 병원에서 정밀검사를 받아보니 거종골결합증이라는 매우 보기 드문 진단을 받은 상태였습니다. 거종골결합증은 발목에 있는 거골,

종골이 붙어 있어 거골과 종골의 움직임이 잘 일어나지 않는 상태를 말합니다. 그럴 경우, 발목이 제대로 움직이지 않게 되어 부상에 더 취약하게 되는 선천적 질병이죠. 아마 의사 선생님도 이 이유로 인해 발목과 발바닥이 아픈 것으로 진찰하고 수술을 결정했던 것 같습니다.

수술을 했지만, 환자분은 계속 발이 아프다고 했습니다. 병원에서는 할 수 있는 모든 처치를 했고 남은 통증은 어쩔 수 없다는 말을 듣고 저에게 찾아온 것이었죠. 그분은 건설 쪽 일을 하기에 오래 서 있고 많이 걸어야 하는데, 조금만 걸어도 혹은 조금만 서 있어도 발바닥과 발목이 너무 아프다고 하셨습니다.

평가를 해보니 그분의 아치가 무너져 있다는 것과 아치가 무너짐으로써 무릎과 고관절 또한 문제가 생겼다는 것을 알 수 있었습니다. 초등학교 때부터 잘못된 발의 문제가 나이 20대 후반이 돼서는 발뿐만 아니라 다른 여러 곳에도 영향을 미친 것이죠.

위에 설명해드린 수술이 꼭 필요했을지는 모르겠지만, 제 판단으로는 이 환자분의 문제는 평발로 인한 발바닥의 스트레스 누적이었습니다. 또한, 아주 어렸을 때부터 지속된 평발이라 그로 인해 골반까지 다른 근육조직들도 다 뻣뻣해져 있던 상태였죠. 저는 우선 발의 아치를 만들기 위해서 그 환자분에게 아치를 만들 수 있는 보조기를 착용하게 했고 걸음걸이를 개선하는 방법을 알려주었습니다. 또한, 예전부터 이어져온 발의 스트레스가 골반까지 뻣뻣하게 만들었기 때문에 골반의 움직임을 만들어주고 무릎의 안정성을 만들어주었죠. 그 후, 환자분은 멀쩡하게 나아 이제는 병원을 방문하지 않게 되었습니다.

그제야 저는 발의 문제가 사람의 몸 전체를 바꿀 수 있겠다고 생각했습니다.

평발이면 왜 군대에 안 가요?

제가 물리치료과 학생 때만 하더라도 이런 생각을 했습니다. '발의 작은 문제 때문에 군대에 안 간다고?' 도저히 저는 상상도 못 할 일이었습니다.

그러나 평발은 단순히 발 하나만의 문제가 아닙니다. 가장 많이 스트레스가 누적되는 곳이 발이기 때문에 발의 문제라고 보이는 것뿐이죠. 실제로 발의 문제로 인해 무릎, 고관절, 심하면 허리와 목까지 문제가 생기는 경우도 많습니다.

이런 문제가 왜 생기는 걸까요? 우선 해부학을 알아보면 이해가 빠릅니다.

발바닥에는 3개의 아치가 존재합니다. 발 안쪽을 잡아주는 내측아치와 바깥쪽을 잡아주는 외측아치, 그리고 발의 높이를 세워주는 횡아치가 존재하죠. 이 3가지의 아치가 제대로 작동을 해야 우리 발이 한쪽으로 치우쳐지지 않고 제 위치를 유지할 수 있는 것입니다(그림 참조). 그리고 발이 그 제 위치를 잘 유지해야 걸을 때, 땅에서부터 전달되는 충격을 마치 스프링처럼 완만하게 분산시킬 수 있게 되는 것이죠.

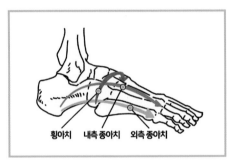

▲ 발에는 3개의 아치가 존재합니다. 이 아치가 제대로 된 역할을 해야 발의 스트레스를 최소화할 수 있습니다.

그러나 어떠한 이유로 인해 발바닥 아치가 사라진다면 발바닥이 편평해지면서 원래 가지고 있던 충격을 흡수하는 능력이 떨어지게 됩니다. 그러면 처음에는 직접적으로 타격을 받는 발바닥 아래쪽으로 지나가는 조직들에 스트레스가 쌓이게 되고 이렇게 스트레스가 자주 쌓이면 발바닥의 문제는 처음에는 통증, 그리고 나중에 시간이 되면 만성적인 족저

근막염과 같은 질환으로 발전됩니다.

　여기서 끝나는 것이 아니라 발바닥의 문제는 근육의 막으로 허리와 목까지 연결되어 있어 허리와 목의 문제도 만들어내게 됩니다. 실제로 발바닥만 잘 풀더라도 허리가 더 잘 숙어지는 것을 볼 수 있습니다.

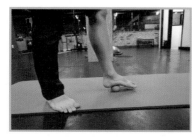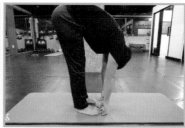

▲ 발바닥의 근막을 풀고 몸을 숙이는 검사를 해보면 더욱 많이 내려가는 것을 느낄 수 있습니다.

　평발로 인해 무너진 아치를 고치면 틀어진 무릎과 골반 또한 바로 세워져 체형 교정을 하는 데 초석을 다질 수 있습니다.

1. 신발 깔창이 불균형하게 닳아 있다.

2. 발목을 자주 접질린다.

3. 발이 쉽게 피로해지고 아프다.

4. 거울을 봤을 때 무릎뼈가 안쪽으로 꺾여 있다.

5. 바로 섰을 때 발바닥 안쪽이 바닥에 닿는 느낌이 난다.

운동 방법

1. 밴드를 이용한 내번운동

앉은 자세에서 밴드를 45도 방향으로 발 안쪽에 걸고 발바닥을 몸 안쪽으로 기울여 당기고, 천천히 원위치로 돌아옵니다. 이 운동은 후경골근을 사용해 발의 아치를 만드는 데 도움을 줍니다.

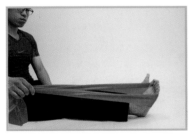 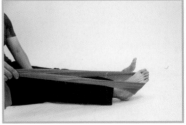

🔍 주의 통증이 있다면 자가근막이완법을 실시합니다.

30회씩 3세트 실시합니다.

2. 한 발 서기

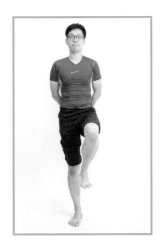

바로 선 자세에서 다리 한쪽을 90도로 들어줍니다. 이때 반대쪽 버티는 다리의 무릎뼈가 안쪽으로 돌아가지 않도록 엉덩이에 힘을 주도록 합니다. 이 운동은 걷거나 계단을 오르는 등 무릎이 불안해 안쪽으로 꺾이지 않도록 엉덩이 근육을 자극시킵니다.

🔍 주의 거울 앞에서 실시하며 무릎이 안쪽으로 돌아가지 않도록 주의합니다. 몸통이 기울어지지 않게 합니다. 처음 한 발로 서기 어렵다면 무언가를 잡고 시작하고 조금씩 나아지면 아무것도 잡지 않고 실시합니다. 완전히 몸에 익숙해졌다면 눈을 감고 실시합니다. 통증이 있으면 자가근막이완법을 실시합니다.

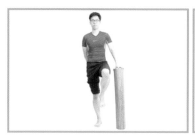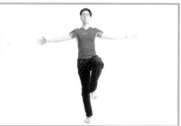

10초부터 시작해서 천천히 시간을 늘려 30초까지 올립니다.

3. 아치운동(숏풋운동)

양발에 팽팽한 고무줄이 있다고 생각을 하고 이 고무줄이 발의 한가운데로 모인다는 느낌으로 발 가운데로 당겨봅니다. 그러면 발의 아치가 생기면서 모이는 느낌을 받을 수 있습니다. 이 운동은 발의 내재근을 사용해 발의 아치를 만드는 운동입니다.

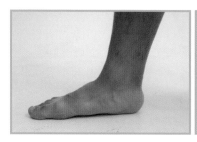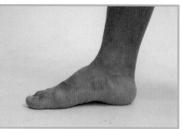

주의 발가락을 구부려서 아치를 들어 올리지 않습니다. 처음에는 체중 지지가 없는 앉는 자세에서 실시하고, 익숙해지면 서서 실시합니다. 통증이 있다면 자가근막이완법을 실시합니다.

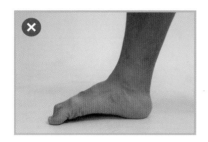

6

자꾸 발을 접질려요 :
발목 교정

　어느 날 오랜 친구한테서 전화가 왔습니다. 모처럼 친구들과 전날 축구를 하다가 다리를 접질렀다는 것입니다. 친구는 제게 자기 발목을 치료해달라고 했습니다. 친구는 접질린 왼발이 아파 딛기가 힘들어 한겨울임에도 땀을 흘렸습니다. 왼쪽 발목은 누가 봐도 오른쪽에 비해 많이 부어 있었습니다. 친구는 발을 이전에도 몇 번 삐었다고 했습니다. 전에는 축구시합을 하기 전에 스트레칭을 하다가 똑같이 왼발을 삐어서 하지도 못하고 벤치에만 앉아 있었다고 하더군요. 아픈 다리를 만지며 친구는 이야기합니다. "삔 데 또 삐고… 삔 데 또 삐고…. 왜 자꾸 다친 발만 접질리냐…."

다친 발은 또 다친다

우리 발은 바닥으로부터 올라오는 충격을 흡수하고 몸을 세우며 신체를 이동시키는 역할을 합니다. 발이 여러 지형에 적응하며 몸을 올바르게 세우기 위해서는 발의 위치가 어디 있는지 알기 위한 위치감각이 중요합니다. 우리가 눈을 감고도 자신의 손과 발이 어떤 움직임을 하고 있으며, 어디에 위치하는지 훤히 아는 것은 이러한 위치감각 덕분인데, 이것을 고유수용감각이라고 부릅니다. 이 고유수용감각은 시각, 귀 속의 전정기관과 더불어 우리 몸의 균형감각을 담당하는 핵심적인 감각입니다. 몸의 균형을 맞추기 위한 위치감각이 가장 많이 분포된 곳이 바로 발의 인대입니다.

만약에 발을 접질리게 되면 인대에 분포된 고유수용감각신경이 손상되는 것이고, 발을 디딜 때 발의 위치가 어디에 있는지 정확하지 않게 되는 것입니다. 다친 발이 또 다친 이유가 바로 여기에 있습니다. 지면이 조금만 달라져도 위치감각이 떨어지는 발은 정확한 위치를 잡아내지 못하게 되어 다시 같은 방식으로 다치게 되는 것입니다. 따라서 발의 통증이 사라졌다고 해서 다 나은 것이 아니라, 통증이 사라지면 발의 역할인 몸의 균형을 맞추기 위한 고유수용감각을 깨우기 위한 재활운동을 꼭 해줘야 합니다. 감각을 깨우는 것이 특별한 것이 아닙니다. 하나의 균형감각을 더 예민하게 하기 위해서 다른 균형감각을 차단하는 것이죠. 자세한 운동 방법은 뒤에서 설명해드리겠습니다.

발의 교정은 테이핑으로!

발을 접질리게 되면 인대와 고유수용감각만 손상되는 것뿐만 아니라 발과 연결된 다리뼈도 정렬이 틀어지게 됩니다. 우리가 발을 접질리면 80% 이상이 발이 안으로 돌아가며 바깥 복숭아뼈 주변이 손상되고 붓게 됩니다. 이때 바깥 복숭아뼈에서 발등 쪽으로 붙는 전거비인대는 발을 접지를 때 바깥 복숭아뼈를 발

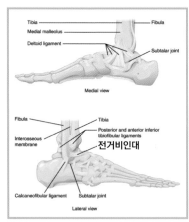 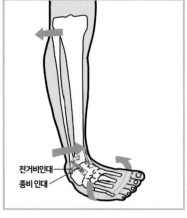

▲ 발을 접질리면 발목뿐만 아니라, 무릎에 있는 비골 또한 틀어지게 됩니다.
출처 : https://commons.wikimedia.org/wiki/File:919_Ankle_Feet_Joints.jpg

등쪽으로 끌어당겨 비골 전체가 틀어지게 됩니다. 이렇게 발목을 자주 접질려 비골이 만성적으로 비틀어져 있다면 무릎 통증에도 영향을 끼칠 수 있습니다. 그래서 만약 발을 접질린 사람의 바깥 복숭아뼈를 후상방으로 밀며 발을 움직이라고 해보면 발을 꼼짝하지 못하던 사람이 뼈가 교정되며 발을 움직일 수 있게 됩니다. 실제 제 친구의 왼발을 그렇게 교정해주고 테이핑을 하니 천천히 일어났고 이렇게 이야기했습니다.

"어… 걸어진다…!"

발목을 접질리면 골반이 틀어진다?

우리 몸은 어떠한 상황에서도 적응하고, 그 적응을 하기 위해서 보상작용이라는 것을 활용합니다. 이 보상작용을 예를 들면, 발목이 아플 때 발을 절면서 걷게 되는 것과 같은 것이죠. 이것은 우리 몸이 가지고 있는 살기 위한 가장 기초적인 기능으로 아픈 부위를 보호하기 위해서 다른 부위를 희생하는 것입니다. 이렇게 될 경우, 발을 보호하기 위해 반대쪽 발에 더 많은 체중을 싣게 됩니다. 이 책을 보고 계시는 많은 분이 발목을 삔 후, 다음 날 반대쪽 발에 힘이 많이 들어가는 것을 느끼셨을 것입니다.

문제는 이렇게 한쪽으로만 체중을 싣는 자세를 오랫동안 하게 되면 우리 몸은 자연스럽게 틀어지게 됩니다. 한쪽으로 무게 중심이 쏠리면 무릎, 골반, 허리, 어깨 등 몸 전부가 틀어지게 되는 것이죠. 그래서 발목을 다친 후, 제대로 된 체형 교정과 재활 운동을 하지 않는다면 무릎, 골반, 허리까지 통증이 나타날 수 있게 되는 것입니다.

나도 모르는 사이에 발목의 문제로부터 시작된 틀어짐이 허리까지 문제를 발생시키는 것입니다. 이 상황에서는 허리를 고친다고 불편한 것이 사라지지 않죠. 가장 근본적인 원인인 발목을 시작으로 허리를 같이 체형 교정해줘야 전반적인 자세를 바르게 만들 수 있습니다.

발목을 접질린 후, 지속해서 허리, 무릎, 골반에 체형이 틀어지고 통증이 생긴다면 발목에 대한 체형 교정을 가장 먼저 해주셔야 합니다.

✎ **체크 리스트**

1. 발목을 자주 접질린다.
2. 발목을 접질린 후, 몸이 전반적으로 틀어진 느낌을 받은 적이 있다.
3. 발목에 간혹 통증이 생긴다.
4. 종아리 양측 크기가 다르다.
5. 체형 교정을 해도 잘 바뀌지 않는다.

운동 방법

발목의 통증이 충분히 가라앉은 후, 실시해야 합니다.

1단계: 한 발 서기 양팔을 좌우로 벌리고 서서 한 다리를 들어 올려 버티기 30초, 안 아픈 발도 번갈아가며 10세트씩 교대로 실시합니다.

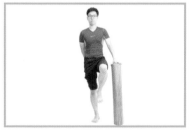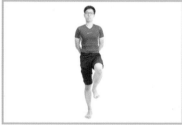

2단계: 눈감고 한 다리 들어 올려 실시함. 똑같이 30초 실시합니다. 10세트씩 실시합니다.

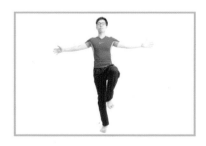

3단계 : 두꺼운 수건을 놓고 그 위에 선 후에 한 발 서기를 실시합니다(그렇게 되면 불안정한 면에서 고유수용감각을 더 기를 수 있습니다).

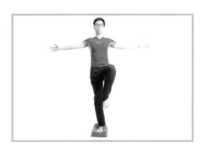

1. 테이핑 방법

뉴질랜드의 물리치료사 멀리건이라는 사람이 개발한 방법이라고 해서 멀리건 테이핑이라고 합니다. 발목의 돌아간 비골을 원위치로 만들어 테이프로 고정하는 방식인데, 좋은 관리법이긴 하지만 혼자서 정확히 하기에는 무리가 있으므로 가까운 사람에게 부탁하는 것이 좋습니다.

① 먼저 발을 바닥쪽으로 내려서 발을 안쪽으로 돌리는 힘을 줬을 때 통증이 있는지 확인해봅니다(만약 이런 동작을 했을 때 아프다면 이 테이

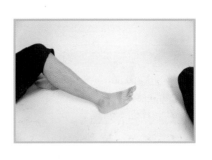

핑을 하는 것이 도움을 줄 수 있습니다).

② 바깥쪽 복숭아뼈를 후방 상방으로 밀어서 고정한 다음, 아

팠던 동작을 다시 실시해봅니다.

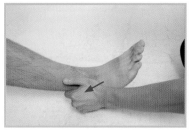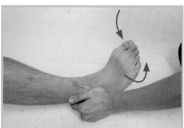

③ 대상자가 손을 잡고도 아프지 않다면 먼저 보조테이프를 외측 복숭아뼈 앞쪽에서 시작해서 아킬레스건을 대각선으로 가로질러 정강이 앞면에 부착해줍니다.

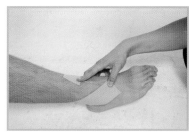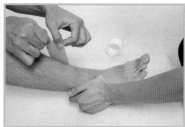

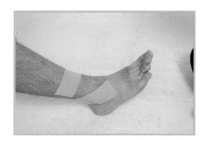

④ 보조테이프 위에 교정테이프를 붙이고 복숭아뼈를 강하게 당겨 보조테이프 방향대로 붙여줍니다.

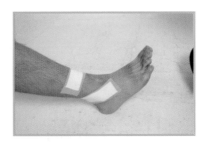

2. 외번운동

앉은 자세에서 밴드를 발의 바깥쪽에 걸고 새끼발가락이 옆으로 올라간다는 느낌으로 발목을 들어줍니다. 이 운동은 과도하게 내번된 발의 균형을 맞춰주고 안정성을 만들어주는 운동입니다.

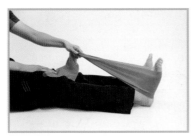 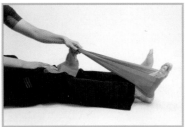

🔍 주의 통증이 있으면 자가근막이완법을 실시합니다.

30회씩 3세트 실시합니다.

3. 부분발 걷기운동

20m 평지에서 자신의 앞꿈치, 뒷꿈치, 발의 바깥옆날, 안쪽날 순으로 몸의 균형을 잡으며 왕복해서 걷습니다. 이 방법은 발의 한쪽 부분으로만 걷도록 해서 몸의 균형을 잡고 동시에 발의 감각을 깨우는 운동 방법입니다.

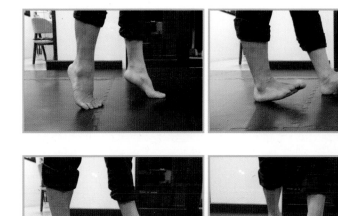

🔍 주의 무릎이 아프면 절대 시행하지 마시고 자가근막이완법을 실시해 주시길 바랍니다.

7

조깅을 하고 나면
발목 안쪽이 아파요 :
굽은 발가락 교정

　저에게 예전에 치료를 받던 한 환자의 이야기입니다. 환자분은 다이어트를 위해서 헬스장을 등록했습니다. 헬스장에서는 주로 러닝머신에서 조깅을 많이 했습니다. 처음에는 걷기만 하다가 한 달이 넘자 몸이 좀 더 가벼워져서 속도를 높여 달리기 시작했습니다. 하루 걸러 한 번 약 40분 정도 러닝을 했고 두 달 정도 됐을 무렵, 오른발 안쪽에 통증이 오기 시작했습니다. 처음엔 나아지겠지 생각하고 운동을 계속했지만 하면 할수록 발 안쪽에 통증이 더 심해졌고 나중에는 걸을 때 계단을 오를 때나 한발로 체중을 싣는 자세를 하게 되면 발목 통증이 심해졌다고 합니다.

　환자분은 "골반이 틀어져서 달릴 때 한쪽으로 체중이 많이 실려서 그런 것인가요? 제 몸무게가 너무 많이 나가는 것인가요? 다치기 싫어서 조깅도 살살 뛰었는데 또 아프니까 정말 힘들어요"라고 말씀하셨습니다.

환자분의 발을 보니 왼쪽 발에 비해서 오른쪽 발가락들이 굽어져 있었습니다. 환자분은 "저도 모르는 사이, 오른쪽 발가락들만 구부리면서 뛰는 습관이 있었어요. 언제부터 이렇게 뛰었는지는 저도 잘 모르겠어요"라고 이야기했습니다. 환자분의 발가락을 제 손으로 움직여보니 굉장히 뻣뻣했고, 발목도 마찬가지로 펴고 구부리는 것이 뻣뻣했습니다.

발가락 때문에 발목이 아파요?

발가락에는 손가락만큼이나 여러가지 근육의 힘줄들이 섬세하게 붙어 있습니다. 그래서 우리가 걸을 때나 서 있을 때도 균형을 유지하도록 도움을 주죠. 우리의 발은 들판을 걸을 때 발가락으로 풀을 움켜쥐며 걷도록 진화했으며 울퉁불퉁한 지면에서도 안정적으로 활동할 수 있도록 만들어져 있습니다. 걷거나 뛸 때는 비복근과 가자미근이 뒷꿈치 뒤쪽을 당겨 발이 지면을 미는 힘을 만들고, 발바닥과 발가락에 붙어 있는 근육들은 흔들리는 몸의 균형을 잡기 위해 지면을 움켜쥐게 됩니다. 발을 사용하며 이동할 때 이렇게 발가락이 사용되는 것은 당연합니다. 구조상 발가락을 구부리는 근육은 종아리 뒤쪽에서부터 시작해서 발 안쪽으로 지나 발바닥으로 통과해서 지나갑니다. 그래서 발가락으로 균형을 잡음과 동시에 지면을 차는 것을 하기도 합니다.

이렇게 발가락 역할은 중요하지만, 너무 많이 사용하게 되면 문제가 발생하기도 합니다. 예를 들어, 발레나 현대무용 전공자들의 경우에 발가락으로 서는 연습을 많이 하게 됩니다. 그래서 평상시에도 발가락을 구부리는 근육을 많이 사용하기 때문에 오히려 종아리근육이 약해지는 경우를 찾아 볼 수 있습니다.

일반인들의 경우엔 신발의 종류와 취미로 하는 운동으로 인해 발의 문제가 발생하는 경우가 있습니다. 평상시 뒷굽이 높은 구두를 신으면 체중이 발 앞쪽으로 쏠리게 되어 발가락에 힘이 많이 들어가게 됩니다. 또는 슬리퍼나, 플립플롭(쪼리)을 신게 되면 신발이 벗겨지기 쉬워 발가락에 힘을 줘서 신발이 빠져나가지 않도록 슬리퍼 바닥을 발가락으로 꽉 눌러 고정하거나 평상시 걸을 때보다 발가락을 높이 들어 슬리퍼가 앞쪽으로 빠지지 않게 합니다. 슬리퍼 고정을 앞에서 설명한 것처럼 하게 되면, 발가락을 구부리는 근육에 힘이 많이 들어가 단축되며 근육이 뭉치게 됩니다.

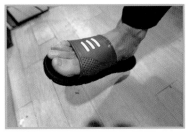 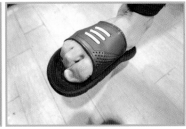

▲ 슬리퍼가 벗겨지지 않도록 발가락에 과도하게 힘을 주게 됩니다.

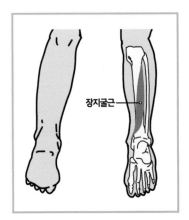

▲ 발가락 구부리는 장지굴근이 과도하게 쓰이면 발목 안쪽에 통증이 나타납니다.

자신의 취미로 철인삼종경기 마라톤 등 장거리 달리기를 하시는 분들 중 이렇게 발가락을 구부리는 근육이 우세한 사람은 발목에 통증이 발생할 수 있습니다. 달리기를 할 때 발을 디디면 우세한 발가락을 구부리는 근육은 다른 근육에 비해 긴장을 더 심하게 하고 그 근육의 힘줄이 발목에까지 압박을 가하게 되어 발목에 통증이 생길 수 있습니다. 발가락을 구부리는 근육을 너무 자주 쓴다면 해부학적 특성상 힘줄이 발목 안쪽을 압박해 통증이 나타날 수 있는 것입니다.

환자에게 발가락을 좌우로 벌리는 테스트를 해보니 역시 환자분은 발가락을 움직이는 방법조차 모르는 상태였습니다. 발가락을 구부리는 근육을 늘려주고 발가락 사용법을 가르쳐주자 발목의 통증이 상당히 감소하는 것을 느낄 수 있었습니다.

결론적으로 발가락의 문제는 발목부터 시작해서 우리의 전반적인 체형에 영향을 미치기 때문에 발가락이 굽어졌다면 이곳을 먼저 교정해줘야 합니다.

✎ 체크 리스트

1. 조깅 등 장거리 달리기를 취미로 한다.

2. 하이힐이나 슬리퍼를 자주 신는다.

3. 운동화를 작게 신는 편이다.

4. 발가락이 구부러져 보인다.

5. 발목 안쪽이 자주 아프다.

운동 방법

1. 발가락 스트래칭

발가락을 손으로 잡고 발등을 펴고 발가락을 위쪽으로 늘려줍
니다. 이 스트레칭은 발가락을 구부리는 장지굴근과 단지굴근
을 늘려줘서 발목의 압박을 줄여주는 데 도움을 줍니다.

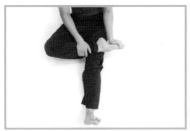 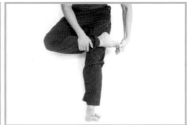

주의 스트래칭은 한 번에 몰아서 하지 말고 최대한 자주 실시해줍니다.

2시간마다 20초씩 5회 실시합니다.

2. 다운독

네발 기기 자세에서 뒤꿈치를 바닥에 붙이며 엉덩이를 천장
방향으로 힘껏 올려줍니다. 다리가 너무 당기는 경우, 무릎을 살
짝 구부립니다. 이 운동은 발가락부터 종아리 뒤쪽 전체에 연

결된 후방사슬을 늘려줌으로써 발의 움직임을 원활하게 만들어줍니다.

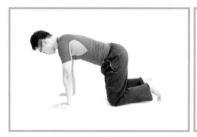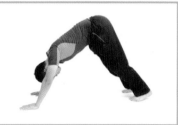

🔍 주의 허리가 꺾이지 않도록 주의합니다. 어깨가 처지지 않도록 주의합니다. 통증이 있다면 자가근막이완법을 실시합니다.

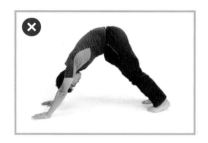

20초씩 5세트 실시합니다.

이 운동도 중요하지만, 조깅을 위한 운동은 특히 발(발가락)의 기초 다지기운동이 무엇보다도 중요합니다. 발이 아픈 분이라면 우선 기초 다지기운동 편을 꼭 숙지하고 반복해주시길 바랍니다.

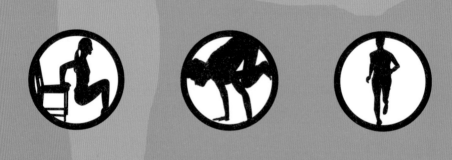

Part 5

일상생활 습관
교정

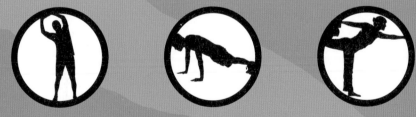

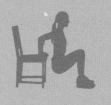

처음에 언급했던 것처럼 체형교정을 하는 운동도 중요하지만, 우리에게는 그보다 더 많은 시간을 할애하는 일상생활의 습관이 굉장히 중요합니다. 내가 열심히 운동했다 하더라도 다시 회사에 가서 의자에 허리를 구부린 채 앉는다면 허리를 보호해주는 근육들은 다시 늘어나거나 짧아질 테고 그 상태로 허리에 스트레스는 더욱 심하게 실릴 것입니다.

그래서 이 책을 읽고 계신 분들이 가장 손쉽게 할 수 있는 일상생활 습관에 대해서 말씀을 드리고자 합니다. 운동과 함께 습관까지 같이 가져간다면 일하는 동안 혹은 공부하는 동안 훨씬 건강한 체형을 가질 수 있습니다.

일할 때
앉는 자세

허리신전운동의 개발자인 맥켄지 박사는 허리를 구부린 채 앉지 말고 의자에 앉으면 1시간에 한 번쯤은 일어나 신전운동을 하라고 권고하고 있습니다. 이것은 일반적인 사무용의자 카페 의자. 차량 시트 모든 의자에 포함되는 내용입니다.

우선 제대로 앉는 방법은 반드시 허리 받침대와 등 받침대가 있는 의자를 사용해서 앉는 것입니다. 허리 받침대 안쪽으로 엉덩이를 최대한 넣고 그 후에 허리를 세워 정상 만곡을 만든 상태로 앉습니다. 그 후에 머리끝을 누군가가 위로 당긴다는 느낌으로 척추가 늘어나는 자세를 취합니다. 이럴 경우 골반뼈의 가장 밑에 있는 좌골결절이라는 부위가 의자에 닿아서 제대로 된

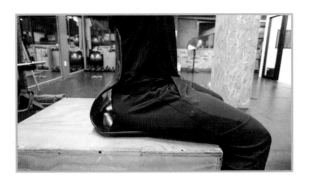

▲ 허리 받침대를 사용해 앉는 사진

앉는 자세가 완성됩니다. 물론 처음 하는 것은 굉장히 어렵지만, 나중에 익숙하면 이 자세가 훨씬 편하게 느껴질 겁니다.

만약 키가 크다면 낮은 의자에 앉을 때 엉덩이 관절보다 무릎관절이 높아지지 않도록 엉덩이 밑에 무언가 하나를 깔고 앉도록 합니다. 그래서 무릎관절과 고관절이 일자를 그리도록 맞춰주세요.

뒤로 젖혀진 자세로 앉기

예전 대학생 때 피시방에서 게임을 하는데 아프던 허리가 안 아팠던 적이 있습니다. 처음에는 '내가 게임을 해서 안 아픈가?' 생각했지만 그것은 그 의자 때문이었습니다. 그 의자는 뒤로 심하게 젖혀지는 자세를 만들어 허리가 굉장히 편한 자세를 만들 어주었기 때문이죠.

뒤쪽으로 135도 정도 젖혀지고 목 받침대와 허리 받침대까지 있는 의자는 우리에게 정말 편안한 앉는 자세를 선사합니다. 다리와 몸통 사이에 135도를 유지하는 것은 고관절이 열리도록 해주기 때문에 대퇴의 근육들이 뻣뻣해지는 것을 방지하고 허리에 압박을 거의 가하지 않습니다. 실제로 앉은 자세와 요통에 관해 실시된 연구에 따르면 약 135도 각도로 기대는 의자에 기대는 것은 앉아 있는 척추에 스트레스가 적게 받는 각도라는 연구도 있습니다.

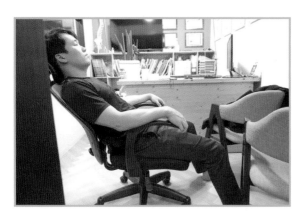

▲ 약 135도 각도로 눕듯 앉은 자세에서 허리의 스트레스를 줄일 수 있습니다.

그러면 조건에 맞는 좋은 의자를 쓰면 되나?

그러나 어떠한 아무리 좋은 의자라하더라도 오랫동안 앉는 자세는 허리에 안 좋을 수밖에 없습니다. 아무리 좋은 각도건 허리받침대건 간에 앉아 있으면 코어근육이 제대로 활동을 못 하기 때문에 허리에 무리가 갈 수밖에 없죠. 그래서 계속 앉아 있어야 한다면 1시간에 한 번씩 일어나 걷는 것을 추천합니다. 1시간에 한 번씩 일어나는 것은 알람을 맞추지 않으면 힘들 수 있고 또한 회사의 업무에 따라 다를 수 있기 때문에 처음부터 1시간마다 한 번씩 일어나서 2~3분 걷는 것은 무리라고 생각될 수도 있습니다. 가장 쉬운 방법을 말씀드리자면 물을 하루에 3~4ℓ 정도 마시면 일어나기 싫어도 1시간에 한 번씩 일어나 화장실에 갈 수밖에 없습니다. 이렇게 물을 많이 마시면 근막의 움직임도 좋아지고 포만감도 적게 느껴 다이어트에도 매우 효과적이죠.

어떠한 의자를 쓰더라도 의자는 허리에 안 좋습니다. 그러므로 가능하다면 최대한 스탠딩 데스크를 사용해서 서서 일하는 것과 앉아서 일하는 것을 번갈아 하시는 것이 가장 좋습니다. 그게 안 된다면 위에서 말하는 것처럼 자주 일어나시는 것이 좋습니다.

2

핸드폰
보는 자세

지하철에서 옆 사람을 보면 대부분 고개를 푹 숙인 상태에서 이상한 자세로 핸드폰을 보고 있는 것을 쉽게 볼 수 있습니다. 누가 보더라도 그건 안 좋은 자세인 것은 알겠지만, 그러면 좋은 핸드폰 보는 자세는 무엇일까요? 핸드폰을 눈높이까지 들고 보기에는 어깨에 큰 스트레스가 가해지기 때문에 그것 또한 쉽지 않습니다.

그래서 제가 추천하는 것은 앉은 상태라면 다리를 벌려서 핸드폰을 보는 것입니다. 앉은 상태에서 척추를 일자로 펴서 정상적인 척추 만곡을 맞춘 후 다리를 벌려 고관절을 열어준다면 굉장히 안전하게 핸드폰을 볼 수 있습니다. 이렇게 핸드폰을 볼

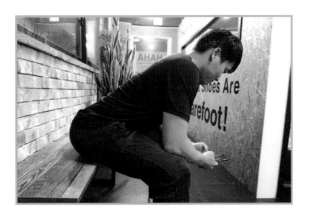

▲ 척추를 반듯하게 편 상태로 고관절을 벌려 핸드폰 보기

경우 목의 커브도 정상적으로 유지되기 때문에 거북목으로 고생할 필요도 없고 허리의 문제 또한 대부분 예방할 수 있습니다. 문제가 있다면 대중의 시선 때문에 공공장소에서 하기 힘들다는 것뿐입니다.

따라서 이 자세는 회사에서나 혹은 집에서 앉아서 핸드폰 볼 때 해주시길 바랍니다.

3

서는
자세

　서는 자세를 굳이 알 필요가 있나 싶을 수도 있습니다. 그러나 제대로 서는 방법을 알아야 출퇴근할 때 지하철이나 버스에서 기다리는 시간에도 제대로 된 자세를 유지할 수 있습니다. 선 자세를 교육하는 것은 거울을 보거나 아니면 옆에서 누군가가 계속 얘기를 해줘야 하지만, 저는 가장 기본적인 방법만 알려드리려고 합니다. 이 기본만 잘 지키더라도 서는 자세가 한결 가벼울 것이라 확신합니다. 방법은 아주 간단합니다.

　첫 번째로 아랫배에 힘을 주고 엉덩이를 살짝 조여줍니다. 아랫배에 살짝 힘을 줘서 코어를 단단하게 만들어주고 엉덩이근육에 힘을 주는 것만으로도 무너진 아치를 어느정도 회복시킬 수 있고 허리를 더욱 단단하게 만들어줄 수 있습니다.

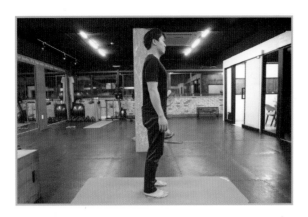

▲ 섰을 때 살짝 배와 엉덩이에 힘을 줘서 서기

그 다음은 머리끝을 누군가가 위로 잡아당긴다는 느낌으로 척추를 바르게 세웁니다. 그러면 척추의 올바른 정렬을 완성시킬 수 있습니다.

마지막으로 발바닥에 고르게 무게가 실리게 하는 방법입니다. 발바닥은 엄지발가락, 새끼발가락, 발뒤꿈치가 골고루 지면에 닿아 있어야 제대로 된 아치를 만들 수 있고 발바닥에 피로가 최소한으로 누적되게 됩니다. 방법은 바로 선 후 발가락을 전부 들어줍니다. 이렇게 하면 방금 말씀드린 이 세 부위에 무게가 실리게 되는데 이 느낌을 가진 채 발가락을 가볍게 내려주는 것입니다.

4

물건
줍는 자세

물건을 주울 때 흔하게 하는 실수는 허리를 구부려서 물건을 줍는 것입니다. 바닥에 있는 물건을 줍거나 혹은 무언가를 들 때 허리를 구부린다면 허리에 있는 추간판은 뒤쪽으로 쏠리게 되어 허리 추간판이 튀어나오는 자세가 만들어집니다. 대표적인 예가 아침에 쪼그려 앉아서 머리를 감다 추간판이 탈출되는 경우가 많습니다.

이 문제를 예방하는 방법은 간단합니다. 허리를 구부리는 게 아니라 고관절을 구부려 상체를 숙이고 물건을 집으면 됩니다. 고관절은 허리보다 훨씬 안정성이 뛰어나고 잘 움직여야 하는 관절로 고관절을 쓴다면 허리에 무리가 가지 않게 물건을 들 수 있습니다. 이러한 움직임은 물건을 드는 것 뿐만 아니라 설거지를 하거나 각종 숙여야 하는 경우 사용될 수 있습니다.

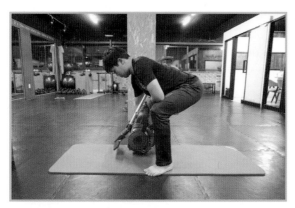

▲ 물건을 줍기 위해서 허리를 구부리는 것보다는 고관절을 사용해서 물건을 줍습니다.

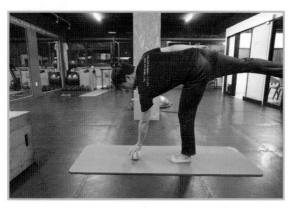

▲ 가벼운 물건을 들 때는 골프선수가 공을 짚는 것처럼 한 다리를 들어 물건을 듭니다.

이러한 물건 줍기는 《허리장애(low back disorder)》의 저자 스튜어트 맥길이 제시하는 방법 중 하나이며, 척추의 정상 정렬을 맞춘 상태에서 물건을 들 때 척추는 최대한 정렬을 유지하여 허리에 가해지는 스트레스가 최소한으로 갈 수 있도록 만들어 줍니다.

가방
메는 방법

패션이 중요시되는 요즘 다양하게 디자인된 가방이 나오고 있습니다. 다양한 가방 만큼이나 가방 매는 방법 또한 제각각입니다. 길거리를 지나가다 보면 대학생, 직장인들이 안 좋은 자세로 가방 매는 것을 종종 보는데, 가방을 잘못 매면 허리 혹은 목, 어깨 체형을 바꿀 수 있다는 것을 알고 올바르게 고쳐야 합니다.

우선 안 좋은 자세를 먼저 보면 이해가 빠릅니다. 가방을 멜 때 긴 끈을 한쪽으로 매면 가방의 무게를 상쇄하기 위해 어깨는 자연스럽게 들리게 됩니다. 또한, 가방을 팔꿈치로 들게 되면 단단하지 못한 팔꿈치는 어깨를 내리며 가방을 들게 만들 것입니다.

이 문제는 지금은 단순히 어깨가 살짝 불편하거나 허리가 살짝 불편하지만, 이게 만성적으로 된다면 앞서 설명드린 각종 나쁜 체형으로 바뀌게 됩니다. 작은 습관이 내 체형을 바꾸는 거죠.

해결 방법은 간단합니다. 대각선으로 메는 것이죠. 이렇게 하면 한쪽으로 쏠릴 수 있는 무게중심을 골고루 분산할 수 있도록 만들어 근육이 한쪽으로 과도한 긴장되는 것을 막을 수 있습니다. 크로스 백은 X자 대각선으로 매기 때문에 크로스(cross) 백입니다.

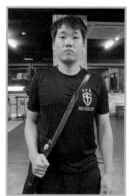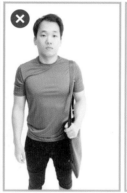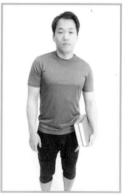

▲ 크로스백은 대각선으로 메야 어깨에 가해지는 스트레스를 줄일 수 있다.

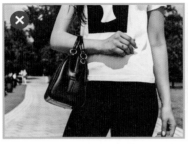 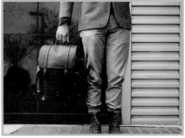

또한, 팔꿈치로 물건을 드는 것이 아니라 손으로 가방을 잡는 것입니다. 이러면 손가락부터 어깨까지 연결된 근육들이 전반적으로 다 작용하기 때문에 훨씬 안전하게 가방을 들 수 있습니다. 그러나 이건 앞서 말씀드린 방법보다 조금 힘들기 때문에 끈을 조절하거나 혹은 자주 손을 바꿔줘야 합니다.

이 모든 것을 한 번에 해결할 방법은 백팩을 사용하는 것입니다. 끈이 하나면 결국에는 한쪽에만 스트레스가 가해지지만, 끈이 2개라면 골고루 스트레스가 분산되기 때문에 체형이 심하게 바뀌는 것을 최대한 막을 수 있습니다.

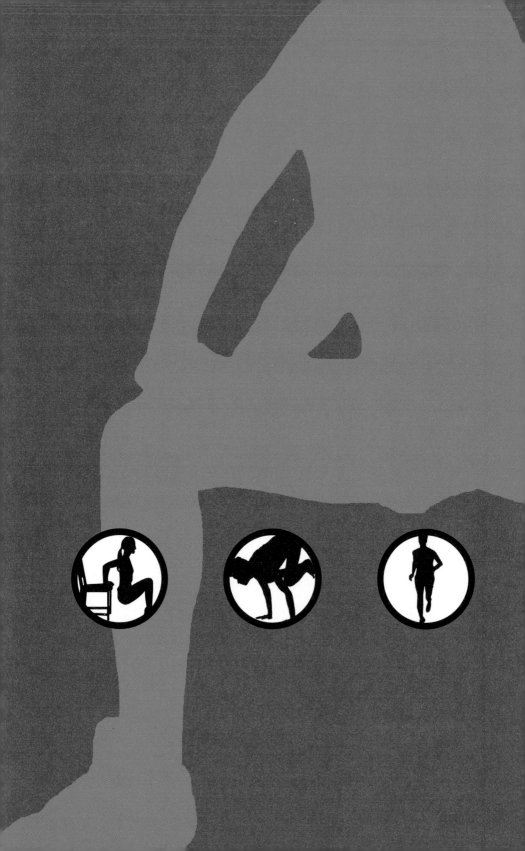

Part **6**

Q&A
내 몸, 이것이 궁금해요!

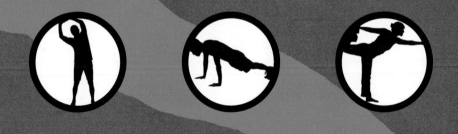

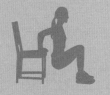

체형 교정,
얼마나 걸리나요?

A. 사람마다 다릅니다. 누구는 한 달이 걸릴 수도 있고 누구는 3~6달까지 걸릴 수 있습니다. 그러나 운동하기 전과 후에 테스트했을 때 좋아지는 게 느껴진다면 좋아지고 있다는 뜻이니 꾸준히 해주시기 바랍니다.

만약 3개월 정도 했음에도 불구하고 아무런 효과를 못 봤다면 운동의 방향을 바꿔야 합니다.

통증은 참으면서
하는 게 맞나요?

A. 통증을 참으면서 하면 오히려 더 큰 문제가 생길 수 있습니다. 통증은 우리 몸이 보내는 경고입니다. 그 경고를 무시하면서 계속해서 무리한다면 우리 몸은 결국 망가져버립니다. 그렇기 때문에 날카로운 통증 혹은 찌르는 듯한 통증이 있다면 운동 강도가 지금 하기에 너무 강하거나 혹은 잘못된 자세로 하고 있을 가능성이 있습니다. 그러니 강도와 횟수를 낮춰서 다시 해주시고 그래도 찌르는 듯한 느낌이 있다면 그 운동은 제외하고 실시합니다.

근육이 늘어나는 것 같은 느낌은 상관없습니다.

꼭 운동센터에
가야 하나요?

A. 안 가도 됩니다. 물론 가는 것이 더 좋기야 하겠지만, 바쁜 일상 속에서 일에 치여 운동센터에 가는 것은 굉장히 큰일입니다.

본인의 의지만 있다면 집에서 편하게 하는 것을 권합니다. 만약 의지가 잘 안 생긴다면 헬스장에 가서 조금씩 해주시는 것을 권합니다.

살이 쪄서
아픈 건가요?

A. 살은 무릎과 허리에 스트레스를 더 가게 만듭니다. 영향은 줄 수 있지만 그게 전부라고 보기에는 무리가 있습니다. 많은 분들이 통증의 원인이 체중의 증가라고 생각하지만, 그것보다는 오히려 약해진 근육과 바르지 못한 체형으로 인해 생길 확률이 훨씬 더 높습니다. 그러니 운동을 열심히 하면서 식단조절을 하시는 것을 추천해드립니다.

병원에서 수술하라고 했는데
이걸로 해결되나요?

A. 일상생활에 무리가 없다면 바로 수술하는 것보다는 먼저 재활 혹은 비수술적 요법으로 해보고, 3달 정도 해봤을 때 효과가 없다면 수술하는 것을 권합니다.

많은 분들이 병원에서 수술하라고 해서 겁이 나 섣부르게 바로 수술을 결정하는데, 먼저 세 군데 이상 병원을 들러보고 진단받는 것을 추천합니다.

내가 잘하고 있는 것이
맞나요?

A. 운동하기 전후에 차이가 난다면 잘하고 있는 것이 맞습니다. 그러나 운동을 한 후에 이틀 정도 통증이 지속되거나 더 불편한 느낌이 있다면 과도하게 했거나 혹은 잘못된 방식으로 했을 가능성이 있기 때문에 이러한 사항만 주의하시면서 조금씩 강도를 늘려가 주시면 됩니다.

하루에 얼마나 운동을
해야 하죠?

A. 한 번에 몰아서 하는 것보다는 자주 해주시는 것이 좋습니다. 이 책에서 알려드리는 운동은 근육을 키우는 운동이 아니기 때문에 무리해서 한 번에 하는 것보다 신경근이 활성화될 수 있도록 자주 머릿속에 기억시킬 수 있게 틈날 때마다 해주시는 것이 좋습니다.

그게 힘들다면 아침, 저녁 이렇게 2번만 해주셔도 됩니다.

체형 교정운동과
근력운동은 별개인가요?

A. 체형 변형의 많은 부분이 근력의 불균형과 동반됩니다. 예를 들어, 요추의 전만이 심한 경우 몸통 앞쪽의 복근이 약한 반면 뒤쪽의 허리의 근육이 지나치게 일을 많이 하며 뭉쳐져 있습니다. 복근과 허리 근육의 힘이 차이가 나는 만큼 복근의 힘은 강해져야 하며 근력운동은 필수입니다. 그러니 체형 교정운동과 근력운동은 별개라고 할 수 없습니다. 다만 일반적으로 생각하는 헬스장에서 하는 웨이트트레이닝처럼 한 근육을 집중적으로 강화하기 위한 접근방식이라기보다는 전체적인 체형을 고려해서 되도록 바른 정렬을 유지하기 위해 자신의 체중을 이용하는 운동을 하기에 접근 방식의 차이점이 있을 뿐입니다.

운동할 때 뼈 소리가 나는데 계속해도 되나요?

A. 뼈 소리가 난다는 것은 큰 문제는 아닙니다. 그러나 특정 동작을 반복할 때마다 두꺼운 줄이 걸리듯 '두둑' 하고 소리가 난다면 관절의 불안정성을 의심할 수 있습니다. 또한, 소리가 남과 동시에 통증을 느낀다면 문제가 될 가능성이 있습니다. 우선 운동은 소리가 나지 않은 방향으로 해주시고 통증이 느껴진다면 난도를 낮춰서 운동을 진행해주세요.

특별히 불편한 것이 없는데
굳이 체형 교정운동을 해야 하나요?

A. 치료 중 제일 으뜸은 예방이라 할 수 있습니다. 체형 교정운동은 몸의 균형을 잡아주는 운동이니 여러분이 나중에 걸릴 수도 있는 근골격계질환을 상당 부분 예방하거나 지연시킬 수 있습니다.

보험을 드는 이유는 혹시 모를 위험으로부터 자신을 보호하기 위해서입니다. 좋은 컨디션을 유지하는 데도 도움이 될 테니 꼭 해주세요.

살도 빠지나요?

A. 체형 교정운동은 몸의 균형에 초점을 두고 운동을 합니다. 그렇기에 우리 몸을 조금 더 기능적으로 만들어 순환을 증진시켜 효과적으로 살을 빼는 데 도움을 줍니다. 우선 체형의 균형을 잡는 운동을 시작하여 신체의 균형을 잡고 기본기를 탄탄히 하며 체력운동을 하신다면 더 효과적인 체지방 감량이 될 것입니다.

운동에도 순서가 있나요?
그 순서가 꼭 필요한가요?

A. 기반이 단단하지 않으면 언제 무너지더라도 이상하지 않습니다. 호흡이 되지 않은 상태에서는 어떠한 움직임도 불가능하다는 말이 있듯이, 우선 가장 기본적인 누운 자세에서 호흡운동부터 시작해야 합니다. 내가 완전한 자세로 30회 정도 할 수 있다면 다음 단계로는 호흡을 하며 몸통을 단단하게 고정하고 팔다리를 움직이는 운동(데드버그)을 해야 합니다. 운동은 호흡을 시작으로 움직이는 동안 호흡이 일정하게 유지할 수 있도록 눕기 자세 → 앉기(네발 기기) 자세 → 무릎 서기 자세 → 서기 자세를 유지하며 운동합니다. 이 자세의 순서는 아이들의 성장발달과 관련되어 있으며 이 자세에 따라 몸 중력에 저항하는 난이도를 정해줍니다. 이 순서대로 호흡에 맞춰 팔다리의 저항을 주고 운동을 하며 몸통이 안정적으로 유지되는 것을 체크하며 운동을 합니다.

허리는 걸으면
좋아지지 않나요?

A. 일반인이 가장 쉽게 접근할 수 있는 운동이 걷기이기 때문에 많이 추천하는 것입니다. 그러나 걷는다고 무조건 낫는 건 아닙니다. 상태에 따라 다르지만, 보통의 경우는 허리의 통증은 코어의 약화와 직접적으로 관련되어 있는 경우가 많습니다. 그러니 코어를 활성화시킬 수 있도록 누운 상태에서 혹은 네발 기기 자세에서 할수 있는 데드버그, 버드독 같은 운동을 하는 것을 병행하며 걷기운동을 하면 훨씬 효과적일 수 있습니다.

허리디스크는
맥켄지운동만 하면 되나요?

A. 맥켄지운동은 허리디스크가 있을 때 가장 대표적인 운동 중 하나입니다. 그러나 맥켄지운동만으로는 무조건 낫는다고 할 수 없습니다. 맥켄지운동은 일자 허리일 때 하는 운동입니다. 디스크는 일자 허리라서 나오는 것이 아니라 전만이라도 디스크가 발생할 수 있기 때문에 맥켄지운동이 전부라고 생각하시는 것은 너무 섣부른 접근입니다.

운동하는 물리치료사와 함께하는
30일 체형 교정

제1판 1쇄 발행 │ 2020년 3월 17일
제1판 5쇄 발행 │ 2022년 10월 17일

지은이 │ 남궁형, 유성현
펴낸이 │ 오형규
펴낸곳 │ 한국경제신문*i*
기획제작 │ (주)두드림미디어
책임편집 │ 최윤경   디자인 │ 디자인 뜰채 apexmino@hanmail.net

주소 │ 서울특별시 중구 청파로 463
기획출판팀 │ 02-333-3577
E-mail │ dodreamedia@naver.com
등록 │ 제 2-315(1967. 5. 15)

ISBN 978-89-475-4560-0 (13510)

책값은 뒤표지에 있습니다.
잘못 만들어진 책은 구입처에서 바꿔드립니다.